我要飽飽地瘦下去

減肥「萬能食譜」──全食減肥法

讓你 21 天減 3.6 公斤純脂肪

仰望尾迹雲 著

1 句口訣 記熱量 × **5** 大類食物 全涵蓋 × **21** 天減重 全計畫

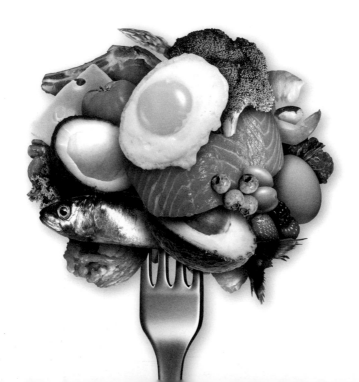

減肥，我要飽飽地瘦下去，這是多麼吸引人的一句話，也點出減肥過程中的重點，大多數人們認為減肥就是要造成熱量赤字，最容易的就是從節食著手，因此大部人減肥共通的經驗就是餓肚子，但是只單純大量減少熱量攝取反而限制生長合成，進而降低身體消耗熱量能力，反而更難達到熱量赤字的目的。這本書讓大家能更理解肥胖的原因，不用餓肚子就能達到更有效的減肥效果，而且書中大多數理論都會附上科學研究的證據，以及作者擁有豐富的實際應用經驗，讓人更能相信該理論的正確性。

書中作者提到科學減肥須具備可持續使用、可以最大程度地防止復胖及減肥方法要全面(飲食結構、飲食量、運動、活動、心理)三大要素，我非常贊同這樣的觀念，坊間大多數民眾的減肥方式都沒有完整具備這三大要素，所以通常都是以失敗收場，我強烈建議大家從運動、飲食、腸道菌相、睡眠及心理共五個面向著手，審視自己哪些面向沒有做好，對症下藥去改善自己的缺點，才有辦法事半功倍地的減肥。

我非常推薦《減肥，我要飽飽地瘦下去》這本書，一定可以幫助大家在減肥這條路上更得心應手。

臺北市立大學運動科學研究所 侯建文教授

侯建文

前言 PREFACE

　　這是我的第三本減肥書。跟前兩本減肥書相比，這本書更有針對性、更詳細地講解了科學的減肥飲食，並給出了一套方便執行的減肥「萬能食譜」。

　　減肥，最重要的就是飲食，飲食控制得不好，減肥效果根本無從談起。但飲食也是減肥中最複雜的部分。我們平時吃的東西，單從種類上來講，就足以讓減肥者暈頭轉向了。

　　所以，為了還原飲食跟減肥之間的關係全貌，我把日常飲食分成主食、肉類、蛋奶、果蔬、其他五大類，減肥時該怎麼吃東西，這本書一類一類給你講清楚。

　　以肉類為例，書中講了減肥該不該吃肉；減肥該吃什麼肉，哪些肉是「增肥肉」，哪些肉是「減肥肉」；怎麼加工肉類最理想，並給出了一些加工肉類的具體方法；為了方便讀者記憶，書中還將各種肉類的熱量用口訣的方式概括出來；在肉類篇的最後還以附表的形式，將各種肉的熱量、營養素含量都詳細總結出來，供大家查閱參考。

　　除了分門別類地介紹食物，本書還評價了市面上幾種常見的流行減肥法，詳細介紹了這些方法的優勢在哪兒、有哪些問題、是否建議使用、怎麼使用，最後，還評估了一種科學合理的減肥

法應該具備什麼特徵。通過這些標準，大家可以輕鬆鑑別市面上各種流行減肥法的真偽。

這本書最核心的內容就是介紹一套系統的減肥飲食法——全食減肥法。這套方法其實就是一套「萬能食譜」，只要按照食譜的要求去吃東西，有減肥空間的人可以21天輕鬆減去3.6公斤純脂肪。

這套方法除了幫你實現21天減3.6公斤這樣的小目標，更重要的是培養你的健康生活習慣。

通俗地說，一個人偏好重口味、愛吃油膩的食物，就是一種不健康的、容易導致肥胖的飲食習慣。不管用什麼方法，只要這種飲食習慣不改變，這個人仍然是「易胖體質」，肥胖問題不會得到根本的解決。

減肥，不僅僅利在當下，而且功在日後。要想根本解決肥胖問題，就要徹底改變自己的生活習慣，在不刻意減肥的時候也能瘦。

你今天減肥，就是為了以後不減肥。

現在市面上各種減肥食譜數不勝數，但幾乎所有食譜都是針

對所有人的，不區分性別，不區分體重。而相比這種「粗獷」，我們的「萬能食譜」非常細緻，它區分減肥者的性別和體重，按照不同性別、不同體重區間，給出不一樣的食譜。

男性和女性的生理差別很大。單說一點，男女的基礎代謝率就不一樣。在減肥的時候，同樣的飲食，對男性和女性來說，減肥效果可能就會有差別。

體重區間也類似，減肥者的基礎體重決定了他的熱量消耗。體重不一樣，減肥的時候飲食理應不同。想像一下，一個80公斤的人和一個50公斤的人吃一樣的減肥食譜，怎麼可能是科學的減肥呢？

本書還專門拿出一章的篇幅從心理減肥的角度，教大家如何應對減肥時的不良心態。用心理學的方法，讓你減肥更簡單，效果更好。

知識全面、實用，方案簡單且個性化，就是本書的特點。

希望所有想要減肥的人，都能認真研讀這本書。它能給你真正的健康和美，讓你幸福地瘦一輩子。

目錄 CONTENTS

先導篇：測一測，10年後你多重？

想知道10年後你的體重嗎？

跟我完成這套測試題，基本就可以預測你10年後的體重了。

注意，以下選擇題都是單選題，且這套題目只適合成年人測試使用。

1. 你的飲食結構屬於哪種？

A：清淡，飲食以低脂肪、少鹽為主　　　　B：普通，偶爾吃高脂肪、高鹽食物

C：口味稍重，喜歡吃高脂肪、高鹽食物　　D：飲食以高脂肪、高鹽食物為主

2. 你每天看電視的時間是多久？

A：少於1小時或不看　　　　　　　　　　B：1～2小時

C：2～3小時（含2小時）　　　　　　　　D：超過3小時

3. 你的父母、兄弟姐妹當中，有多少人肥胖？

A：沒有　　　　　　　　　　　　　　　　B：1～2個

C：3個　　　　　　　　　　　　　　　　D：超過3個

4. 你交往密切的朋友當中，有多少人肥胖？

A：沒有　　　　　　　　　　　　　　　　B：1～2個

C：3個　　　　　　　　　　　　　　　　D：超過3個

5. 你8歲之前屬於哪種體型？

A：瘦弱　　　　　　　　　　　　　　　　B：普通

C：微胖　　　　　　　　　　　　　　　　D：很胖

6. 你每天大概吃多少綠葉蔬菜？

A：超過600克　　　　　　　　　　　　　B：300～600克

C：100～300克（含300克）　　　　　　　D：完全不吃

7. 用哪種方式加工蔬菜最符合你的口味？

A：生吃　　　　　　　　　　　　　　　　B：涼拌

C：清炒　　　　　　　　　　　　　　　　D：煎炸

8.你每天運動大概多長時間？

A：超過1小時   B：0.5～1小時

C：少於0.5小時   D：完全不運動

9.你希望每天舒舒服服地坐著的時間有多久？

A：不喜歡坐著   B：1～3小時

C：3～6小時（含3小時）   D：超過6小時

10.你在意自己的外表嗎？

A：非常在意   B：在意

C：些微在意   D：不在意

11. 你的健康意識強嗎？

A：非常強   B：稍強

C：一般   D：沒有健康意識

12.一袋中等包裝的零食，從打開到吃完，你一般花多久時間？

A：超過60分鐘   B：30～60分鐘

C：10～30分鐘（含30分鐘）   D：少於10分鐘

13.通常吃完早餐之後多久，你會覺得想吃東西？

A：超過5小時   B：3～5小時

C：2～3小時（含3小時）   D：2小時以內

14.你是屬於易焦慮的人嗎？

A：完全不會焦慮   B：稍微容易焦慮

C：容易焦慮   D：經常焦慮

15.你吃飯的速度屬於哪種情況？

A：細嚼慢嚥   B：稍快

C：很快   D：非常快，狼吞虎嚥

16.你吃飯會吃到撐嗎？

A：從來不會   B：偶爾會

C：經常會   D：每一頓都如此

好了，把你的選擇答案寫在一張紙上，我們來計算「成績」。

A、B、C、D的計分分別是0分、0.5分、1分、1.5分。16道題，你一共得多少分，請將總分數乘以0.6，再加上你現在的體重，算出來的就是以當下的生活方式，10年後你可能的體重。

題目	1	2	3	4	5	6	7	8	9	10	11	12	13	14	15	16	總計
分數																	

分數最低、「成績」最好的同學，10年後體重不變。

但有人可能就要問了，難道我就不能10年後變輕幾公斤嗎？當然有可能，但是，上面這套題目主要預測的，是你10年後會不會胖，大概會胖多少公斤。至於10年後能減多少，需要另外一套題目來預測。

而且，隨著年齡的增長，人的脂肪含量一般會逐漸增加，這是普遍的現象。也就是說，大多數人總是越來越胖的。我們看下面的統計圖形。

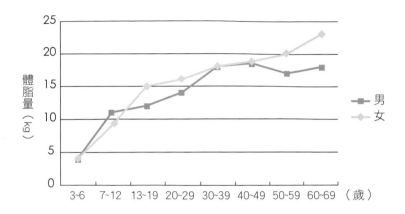

　　這是中國的一項研究，統計了濟南、廣州、成都、西安4個城市中，年齡在3～69歲的城鎮健康居民共計1,013人的體脂資料。這些樣本的身體成分數據主要是使用雙能量X光得出的，所以比較可靠。

　　我們能看到，隨著年齡的增長，人的體脂量一般都會增加，尤其是女性。所以，能阻止歲月往你的身上堆積肥肉，本身就是一種成功了。守住了體重，其實就相當於減了肥。

　　我再來簡單解讀一下這套測試題，為什麼它能預測你10年後的胖瘦呢？

　　對個體來說，人的體重首先跟遺傳因素相關[註1]。雖然我們的體重是遺傳和生活方式共同作用的結果，但其中遺傳是內在因素，生活方式是外在因素。16道題目裡，有些是考量你的胖瘦遺傳因素的，比如第3、5兩道題。

　　從一個人兒童時期的體重，可以比較容易預測出其成年後的

胖瘦。簡單說，小時候如果胖，那麼長大後變胖的可能性會明顯增加。當然，你的父母、兄弟姐妹當中如果胖的比例較多的話，同樣也表示你很可能具有易胖基因。

基因是內在因素，胖瘦的外在調控因素就是生活方式（當然，人的有些生活方式也受到基因的「控制」，所以，完全脫離基因的因素只談人的行為是不可能的，但這裡我們不做深入討論），比如飲食結構、飲食習慣、口味偏好、運動習慣及是不是久坐等等。

我重點說說第 2 題和第 4 題。

其實，已經有成熟的研究發現，人們看電視的時間與胖瘦是有關係的。看電視的時間越長，人越容易變胖。

一般認為，這可能跟心理因素有關。比如，電視裡很多食品廣告會刺激你的食慾。看電視的時候，人往往不喜歡閒著，總喜歡吃點東西。恰恰在看電視的時候吃東西，大腦的飽足感信號是特別不容易發生作用的。也就是說，邊看電視邊吃東西，人不容易吃飽，進食停不下來 [註 2，註 3]。這是被研究證實的事。有研究發現，人在看電視的時候，平均每小時會增加超過 160 大卡的熱量攝入 [註 4]。

再如，看電視的時候，人往往會舒服地「癱」在沙發上，由此導致熱量消耗減少，也是一個看電視致胖的因素。

第 4 題，是一個社交網路影響體重的問題。簡單說，你跟什麼樣的人在一起「混」，你就容易變成什麼樣的人。

有一項研究對 12,000 人進行了 32 年的追蹤調查，結果發現：如果你有某一位親戚朋友變成了肥胖者，那你在 2 ～ 4 年內變成肥胖者的風險會增加 171%。反過來也一樣，如果你往來密切的親戚朋友中有人減了重，那麼你減重的可能性也同樣會增加。

第 14 題，有的讀者可能不太明白。其實，焦慮程度與肥胖也有關係。經常處於焦慮情緒中的人更容易發胖，焦慮與暴食行為和暴食症有關聯。

最後我要強調，如果你的測試結果顯示你未來會變得很胖，千萬不要灰心；如果你的測試結果說未來的你體重不會增加，那你也千萬別誤會你永遠都胖不起來。

因為，就好像一開始我說的那樣，這套題目只能預測你用當下的生活方式去生活，10 年後你的體重大概會是一個什麼樣的發展方向。

不管現在的「成績」怎麼樣，如果從明天開始你改用很健康的生活方式，或者繼續不健康地生活，你未來的體重可能會有天壤之別。

我設計這套題目，其實是為了幫助大家理解肥胖的相關因素，把握保持身材的關鍵所在。肥胖，是由一系列因素共同造成的，非常複雜。我一直說，減肥是個系統工程，基因我們不能改變，但生活中很多細節、很多習慣，我們都可以改變，從而最終達到減肥的目的。

減肥，一定不能只看一兩件事。

可能有的人覺得，要注意這麼多因素，減肥太麻煩了。對於我，專做減肥研究的人來說，減肥確實複雜，而且很麻煩；但是對於減肥者來說，其實並不需要操太多心，因為我已經幫大家總結好了。在這本書裡，我會提供一套具體的、易操作的減肥方法，大家只要認真執行就可以了。我希望，所有人都能有一個健康的身體、漂亮的體型，享受幸福快樂的生活。

　　現在就從這本書開始吧，加油！

參考文獻：

[1] Hewitt JK. The genetics of obesity: What have genetic studies told us about the environment. Behavior Genetics. 1997, 27(4), 353-8.

[2] Blass EM, Anderson DR, Kerkorian HL, et al. On the road to obesity: Television viewing increases intake of high-density foods. Physiology & Behavior. 2006, 88(4-5), 597-604.

[3] Temple NJ, Steyn K, Hoffman M, et al. The epidemic of obesity in South Africa: a study in a disadvantaged community. Ethnicity and Disease. 2001,11(3), 431-7.

[4] Wiecha JL, Peterson KE, Ludwig DS, et al. When children eat what they watch: impact of television viewing on dietary intake in youth. Archives of Pediatrics&Adolescent Medicine. 2006, 160(4), 436-42.

減肥，你這麼吃就錯了！

我有一個女性減肥學員，46歲，肥胖程度比較高。她從三十多歲的時候就開始減肥，持續了十幾年。

她嘗試了各種各樣的減肥方法，但一直沒成功。一開始，她單純靠運動減肥，跑過步，游過泳，但是都失敗了。她總結，運動很辛苦，運動後吃東西更香、更多。因為沒有有意識地控制飲食，所以運動了半天，她的減肥毫無成效。

後來她完全放棄了運動，開始單純靠少吃來減肥。她曾做過最極端的事就是辟穀禁食，結果十幾天後，胃出問題進了醫院。休養期間，之前減掉的體重全都反彈。

她還用過穴位貼片來減肥，用的時候發現有效果，但這種減肥方法同時要求嚴格進行飲食控制，她難以堅持，最終還是放棄了。

我告訴她，用穴位貼片減肥，讓你瘦下來的真正原因其實是飲食控制。穴位貼片只不過是一個「幌子」。假如你不用穴位貼

片，單純做飲食控制，照樣可以減肥。她恍然大悟。

減肥過程中，她用了那麼多方法，但最終都「誤入歧途」，歸根結底就是因為她一直沒有關注到減肥的根本，沒有理解減肥到底是什麼，不知道一種科學合理的減肥方法到底應該是什麼樣的。

後來，她專門到北京跟我系統地學習減肥，跟著上我的減肥課程，從頭開始看待減肥這件事。她漸漸明白人為什麼會胖，各種描述得「天花亂墜」的減肥方法為什麼有問題。在這期間，她一直踏踏實實地使用我的減肥方法，體重穩定下降，而且她覺得自己狀態越來越好，生活品質越來越高。

46歲這一年，她的體重達到了歷史最低點，跟之前胖的時候的平均體重相比，減輕體重不少於25公斤！從身材變化上看，完全換了一個人。

現在，她已經開始增肌塑型，希望進一步完善自己的身材。增肌需要她改變之前的飲食，不能像減肥時那樣吃了。所以她擔心自己會復胖起來。我告訴她，完全可以放心，甚至可以想怎麼吃就怎麼吃，就像沒減肥一樣開始自由飲食。

自由飲食這件事，她完全不敢想。她認為，減肥是終生的「事業」，飲食永遠要有所節制。增肌的時候多吃一點能理解，但完全自由飲食怎麼行？我建議她別想太多，先試幾周看看。

於是，增肌訓練階段，她完全自由飲食持續了4周，卻發現除了身材緊致了一點，身體狀態感覺更好了一點，沒有什麼其他變化，脂肪一點沒增加。她特別開心，但想不通是為什麼。

　　減肥是什麼？減肥就是被判「無期徒刑」嗎？減肥就是每天謹小慎微地飲食、精疲力竭地運動嗎？當然不是。減肥就是改變你的人，改變你的生活，讓你更健康、更幸福，就是讓你不需要再去刻意控制飲食和運動，也能保持最美的身材。

　　真正的減肥，就是讓你不再需要減肥。

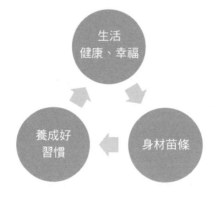

你為什麼會胖？

減肥之前，我們要先知道，人為什麼會胖。

現在民間有很多關於肥胖原因的傳說，有的說是脂肪把人變胖的，有的說主食是致胖「元兇」，有的說是因為不活動、不運動才使脂肪堆積的，還有的說肥胖是腸道菌群紊亂或者所謂宿便導致的。而實際上，這當中絕大多數關於肥胖原因的說法，不是錯的，就是不全面的。

在減肥健身方面，民間有很多所謂「科學」的觀點，但實事求是地講，那不過是「傳說」

罷了。你聽到的很可能都是錯的。

究其原因，一方面，有不少民間減肥健身「科普者」水準嚴重不足（這是很客觀的現象。名不符實的「專家」太多，是大眾科普領域的頑疾）；另一方面，就是商業利益的驅使，要麼是為了博眼球，要麼是「老王賣瓜，自賣自誇」（比如賣低碳水減肥餐的人，一定會說吃碳水化合物使人發胖）。

其實，你為什麼會變胖？沒別的，就因為一件事——**熱量盈餘**。

從核心邏輯上講，卡路里，也就是飲食熱量，才是決定人胖瘦的根本因素。而飲食結構、運動、活動或腸道菌群紊亂等，都是引起肥胖的或大或小的外在因素。

人變胖，原因固然是多方面的，而這多方面的原因最後都匯聚成一個核心的根本原因——攝入的熱量比消耗的多。

甚至，就連使用激素引起的肥胖，最終還是因為盈餘的熱量。激素只是讓身體更容易熱量盈餘而已（「激素胖」的問題我在後面會詳細講）。

因為在整個宇宙中，所有的能量和物質都不會憑空產生，也不會憑空消失。人體當然也是如此，你吃得多，消耗得少，有了多餘的熱量，身體就要把這些熱量「處理掉」，而處理多餘熱量的核心方式，就是把它「變」成脂肪，於是人就慢慢胖了。

把攝入的多餘熱量變成熱能散失掉，是一種不會讓人變胖的處理多餘食物熱量的方式。只不過，這種方式是絕大多數人處理多餘熱量的非常次要的方式。

這是說人變胖的根本原因，而反過來從減肥角度講，人變瘦的關鍵也在於熱量。不管怎麼減，只有讓熱量攝入量明顯小於熱量消耗量，人才會瘦下來（當然，這是從總體上講）。因為如果消耗的比攝入的熱量多，那麼這部分熱量赤字，無論如何都要有個來源，哪怕欠著1千卡，也要從減肥者身上出。怎麼出？主要就是把身上的脂肪變成熱量（身體蛋白質也能變成熱量，但不是主要的方式），於是人就瘦了。

說到這裡，我們也就明白了兩件事。

第一，只要熱量攝入不足，人就會慢慢消耗脂肪（一般也包括部分身體蛋白質）。但如果熱量攝入多了，人卻不一定會增加脂肪，因為身體還可以把多餘的熱量變成熱能散失出去。

那麼，換句話說就是，**減肥比增肥容易**。

熱量多了，還可以通過產熱的方式消耗掉；而熱量不足，只能靠消耗身體成分（主要是脂肪）來補足。

第二，減肥其實就是個「熱量遊戲」。不管用什麼減肥方法，最終還是要靠製造熱量缺口這一核心途徑來實現。

好了，上面我用通俗的方法講了人變胖的根本原因。深入講，現在最「頑固」的一種偽科學說法就是，人是因攝入碳水化合物而變胖的，或者說碳水化合物引起胰島素分泌增加，使人變胖。下面我就來詳細分析一下這個說法，幫助大家進一步理解肥胖的原因。

很多人說，減肥的時候不能吃主食，一吃主食，人就分泌胰島素，而胰島素有一個功能就是促進脂肪合成，所以人就胖了。

聽起來好像很有道理，但其實非常可笑。

促進脂肪合成，的確是胰島素的一個功能，但胰島素還有一個功能是促進肌肉蛋白質合成，那為什麼沒人說吃主食能讓人變成「肌肉男」「肌肉女」呢？

從古至今，從中到外，絕大多數地球人都在吃主食，為什麼有的胖，有的瘦？發達國家胖子多，不發達國家瘦子多，比如非洲一些貧窮的國家，人們的飲食主要以主食為主，一般吃不起肉，為什麼他們普遍都很瘦？

其實，人維持正常的生理活動甚至生命，無時無刻不需要一定量的胰島素。胰島素不可怕，沒有胰島素才可怕。胰島素的作用是處理過多的血糖，這對我們維持正常的生理狀態非常重要。

而且，胰島素雖然能促進脂肪合成，但是人們沒有考慮一個問題，那就是胰島素只是促進脂肪合成，而身體還是要靠多餘的熱量來合成脂肪的。

沒有多餘的熱量，再多胰島素有什麼用？

打個比方，銀行的理財顧問能夠使你銀行帳戶裡的資產增值，這當然沒錯，但是沒有一定的資產作為本錢，找再多的理財顧問，你的錢還是不會變多。道理就這麼簡單。

如同德國耶拿弗裡德里希·席勒大學醫學博士、著名營養學家克利斯蒂安·馮·勒費爾霍爾茨所說：「胰島素其實一直都是代罪羔羊……最終對減脂有效的還是能量負平衡，是它讓我們的體重發生了變化！[註1] 」

關於主食威脅論、胰島素威脅論，還有一派說法是：主食可以吃，但是如果吃高 GI 的主食，人就會胖。高 GI 主食是讓人變胖的元兇。

GI 就是 Glycemic Index 的簡稱，也就是血糖指數。**一種食物**

血糖指數的高低，說明這種食物升血糖速度的快慢。

具體講，我們的血糖主要來源是食物裡的碳水化合物，比如主食。一種主食吃進去，裡面的碳水化合物被人體吸收、轉化，最終成為血液裡的葡萄糖，就是血糖。

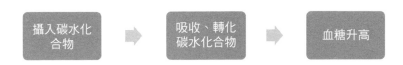

但是，不同的主食「變成」血糖的速度不一樣。有的主食消化吸收快，可能吃進去1個多小時，就「變成」血糖了，有的慢，可能要2個小時。於是，一種食物碳水化合物「變成」血糖的速度越快，升糖越快，這種食物的血糖指數就越高。

比如米飯、饅頭，人體消化吸收得快，血糖指數就很高；粗糧一般慢一點，血糖指數就相對低一些。

攝入血糖指數越高的食物，越會迅速升高血糖。於是這時候，我們的胰島素越可能會迅速升高，去處理快速升高的血糖。所以，很多人認為，吃血糖指數高的食物才會發胖。

其實這還是胰島素威脅論在作怪。

減肥期間，我也建議吃一些低血糖指數的東西，因為更有利於減肥，但這最多只是給減肥「錦上添花」，而並不是說，吃高血糖指數的食物人就一定會發胖，吃低血糖指數的食物人就一定能變瘦。

血糖指數這個資料對減肥不能說完全沒用，但是我們大可不必太過在意食物的血糖指數，甚至變成「血糖指數緊張症」，真沒那個必要。

首先，即便是吃高血糖指數的東西，胰島素升高很多，但也不一定就會發胖。

這一點我們剛才已經講過了。胰島素確實有利於脂肪的合成，但是也要有多餘的熱量才可以。沒有多餘的熱量，胰島素再多也是白搭。讓人變胖的是盈餘熱量，而不是胰島素。

第二，退一萬步講，血糖指數高的食物不一定就會明顯升高胰島素。

很多人都覺得，食物GI高了，血糖就高了，胰島素相應也高了。實際上不一定。比如說，白糖的GI很高，但如果你只吃一小塊糖，血糖其實沒多大變化，胰島素變化可能更微弱。

因為這裡存在一個量的問題。假如血糖雖然升得快，但是只升高了一點，那麼也不需要更多胰島素來處理。反過來說，血糖升高雖然慢，但是持續升高，總量很多，那麼需要的胰島素也多。所以，胰島素需要多少，最終還是要看我們有多少血糖需要處理。

所以，營養學界就出現了GL，也就是血糖負荷的概念。

血糖負荷，不僅考慮我們吃的食物的GI，還考慮我們吃這種食物的量。怎麼算呢？就是用一種碳水化合物食物的GI，乘以你吃了多少量，再除以100。

比如米飯的GI按85來算，我們一頓飯吃了300克米飯，裡面大概有75克碳水化合物，那麼這頓飯的GL就是85×75/100=63.75。看，處理這75克碳水化合物，確實需要不少胰島素。

但假如我們只吃了100克米飯，那麼這頓飯的GL就是85×25/100 = 21.25。處理100克米飯裡的25克碳水化合物，需要的胰島素就少多了。

都是米飯，GI都一樣，但吃多少對胰島素的影響差別很大。

所以，即便我們假設胰島素跟減肥有絕對相關性，那也主要還是要看食物的GL而非GI。低GI的東西吃得多，胰島素照樣高，只有碳水化合物的量都一樣的時候，對比GI才有意義。

第三，在實際操作當中，血糖指數其實是挺「不靠譜」的一個數據。

為什麼這麼說？因為血糖指數不是食物固有的資料。它不像食物的熱量含量、營養素含量相對比較穩定，血糖指數是基於個人測出來的，很不穩定。

GI這個資料，舉例來說，是讓人吃下50克的某種碳水化合物，然後採血看其血糖的變化，最後計算得出的資料。

那人和人之間差別就太大了，同樣是白米飯，有些人吃了血糖只升高5個單位，有些人可能升高10個單位，這種情況很正常。

即便是用同一個人計算，資料也不穩定。有研究稱，同一個

人吃同樣的東西，昨天吃和今天吃，測出來的GI值都不一樣，能相差23% ～ 54%[註1]。即便是同一天，上午測和下午測，血糖指數也有可能差很多。

　　同一種食物也一樣。如胡蘿蔔，帶皮生吃，血糖指數也就十幾，去了皮吃就變成30多，煮熟了吃變成50左右，而有些做法甚至能讓胡蘿蔔的血糖指數超過90。

《不同加工方式下胡蘿蔔的GI變化》

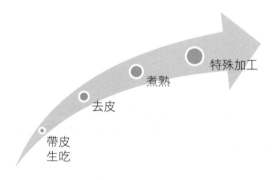

特殊加工

煮熟

去皮

帶皮
生吃

混合食物的血糖指數就更混亂了。

　　什麼叫混合食物？我們一般都是幾種食物混在一起吃，比如一頓飯，有主食、有菜、有肉，甚至有水果。而這些食物一起吃進肚子裡，它們在胃裡會被攪拌混合，變成食糜。在這種情況下，各食物的血糖指數會相互影響。

　　比如你午飯吃300克牛肉、1個洋蔥、一些生菜、200克培根，再選擇200克主食。這時候精挑細選來對比主食的血糖指數其實沒有意義，選白麵包還是選紅薯，差別不大（注意，這僅僅是從

血糖指數的角度講）。

因為，**如果跟高蛋白、高脂肪的東西一起吃，高血糖指數的食物都會變成低血糖指數的**。原因是如果混合食物中的蛋白質、脂肪占比大，那麼會極大地延長胃排空的時間。主食的血糖指數再高，胃排空慢了，血糖指數也會被拉低。

大多數人每頓飯都是吃混合食物，所以只要吃的主食不是特別多，那麼食物血糖指數的意義就很有限了。我們看下面的圖表。

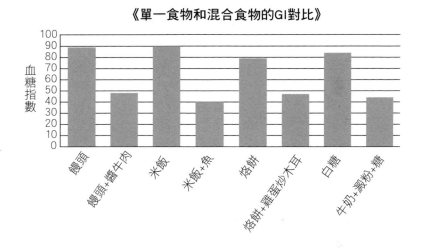

《單一食物和混合食物的GI對比》

從圖表中可以看到，有些食物的血糖指數本身很高，但是在實際操作中，跟別的東西一起吃，混合食物的血糖指數就變得很低了。

比如，饅頭的血糖指數可以高到80多，但是跟醬牛肉一起吃，混合食物的血糖指數就只有49了。米飯的血糖指數也是80多，跟魚一起吃，混合食物的血糖指數變成了37。

所以，從減肥的角度來看，過多考慮食物的血糖指數，其實意義並不大。營養學界也有很多低血糖指數飲食減肥效果的研究，綜合來看，低血糖指數飲食和普通低脂飲食或普通血糖指數飲食相比，從長期來看並不能讓我們減掉更多的肥肉，這方面的研究非常多，足以說明問題 [註2，註3，註4，註5，註6，註7]。

但有的讀者可能會問了，你在上一本書《這樣減肥不反彈》裡，建議減肥者選擇低血糖指數的飲食，這是為什麼呢？

其實，建議大家選擇低血糖指數飲食，不是「必須」，而是它「更划算」。也就是說，低血糖指數飲食不是一定能減肥，減肥也不是必須要吃低血糖指數的食物。最終胖瘦的決定因素還是熱量。只要有足夠的熱量缺口，食物不管是高血糖指數的還是低血糖指數的，都有助於減肥。反過來說，如果沒有足夠的熱量缺口，即便是整天吃低血糖指數的食物，肥肉還是減不下來。

但是，在保證熱量缺口的情況下，吃低血糖指數的食物是一種「錦上添花」的做法。因為低血糖指數的食物往往也都是熱量密度低的食物，它們體積大、水分多、膳食纖維含量高、熱量低。吃這些東西，我們的飽腹感更強，減肥的時候不容易挨餓，減肥難度降低了，人更容易堅持。

總結一下，血糖指數比較「不靠譜」，我們減肥的時候參考一下，基本上有個相對高低的概念，在保證足夠熱量缺口的情況下，適當多選擇低血糖指數的食物即可。

「不吃飯」能減肥嗎？

上面講了肥胖的根本原因是攝入的熱量比消耗的熱量多，有人可能就想，那最好的減肥方法就是不吃飯了吧？

這麼理解當然就太簡單、太極端了。

的確有很多人在使用過度節食的方法來減肥，每天熱量攝入非常少，基本就相當於不吃飯。這種方法當然能讓人瘦，但卻不是科學合理的減肥方法。

因為，它有兩個問題：一，嚴重損害身體健康，風險很大；二，減肥效果無法保持，一定會反彈。

首先，不吃飯肯定不健康，這不用說。我們提倡的減肥需要合理飲食，而完全不吃飯或者熱量攝入太少，肯定不合理。

俗話說「人是鐵，飯是鋼」，健康的身體必須有足夠的飲食熱量和飲食營養來支持。

很多人都知道，營養不足對身體健康有損害。我在《這樣減肥不反彈》裡也專門講過因為減肥時營養攝入不足，弄得「減肥十斤，人老十歲」的原理。

簡單總結，比如蛋白質不足，會讓我們皮膚變差，抵抗力下降，肌肉減少，身材乾癟；鐵攝入不足，會讓人的皮膚暗淡，毫無生色；鈣攝入不足，時間久了，人容易彎腰駝背，甚至導致身高「縮水」；而熱量攝入不足，其實也會造成一系列相關的健康問題，甚至讓減肥者「毀容」。

我們通過食物攝入的熱量，在身體健康這件事上，扮演著很重要的角色。通俗來說，食物熱量就好像汽車的汽油、手機的電量一樣重要，如果熱量不足，人體這台精密的機器一定會受到全面的影響。

從激素環境上看，熱量長期不足，會導致合成代謝激素減少，分解代謝激素增加。通俗地理解，就是身體處於一種被「破壞」的狀態，破壞到什麼程度，就看熱量不足到什麼程度。

比如，我們都希望減肥時身材變得纖細但不乾癟，這就需要減肥的同時能保住我們的肌肉。肌肉是消耗熱量的大戶，肌肉少了，人的熱量消耗就少了，減肥會越來越難。

熱量攝入減少，激素環境由分解代謝激素來主導，這就非常不利於保持肌肉。**所以，減肥時，要有適當的熱量缺口，但不能太大。**

其次，「不吃飯」減肥，硬生生地把人餓瘦，也必然無法保持（你能一輩子不吃飯嗎），雖然能減肥，但最後的結果一定是復胖。

人能瘦就能胖。減肥，雖然能讓身體瘦下來，但不代表你

就胖不回去了。使用越極端的減肥方法越容易反彈，因為不可能長期使用。一旦停止過度節食或者過量運動，恢復以前的生活方式，人一定會胖回去。

所以，「不吃飯」減肥，是不可取的減肥方式，不但有損健康、有損美麗，還不持久，反彈率100%。你又何必呢？

講到這裡，很多人會想到一種減肥方法，就是辟穀減肥。

經常有人講辟穀減肥，說效果很好。辟穀是一種中國傳統養生術，歷史久遠，據說馬王堆出土的漢帛書中就已有記載。辟穀作為一種文化傳統，有意思，也有價值。但大家注意，這是從文化的角度來講的。

我們講科學減肥，還是要用現代科學系統來思考問題。從現代醫學、現代營養學的角度講，辟穀減肥，沒別的，就是極端節食減肥，甚至在有些階段，熱量攝入幾乎為零。這樣做，毫無疑問，人肯定會瘦。

有些人說，辟穀可不是節食，辟穀可深奧啦，要服氣，還要吃藥餌。但是，這些都是中國傳統文化範疇裡面的東西，現代醫學並不承認它。

本質上講，辟穀減肥就是「不吃飯」減肥。

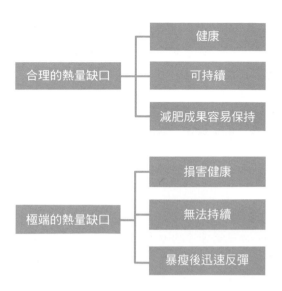

合理的熱量缺口 —— 健康

可持續

減肥成果容易保持

極端的熱量缺口 —— 損害健康

無法持續

暴瘦後迅速反彈

輕斷食減肥科學合理嗎？

輕斷食，一般也叫5/2斷食法，是英國人麥克爾·莫斯利提出的一種減肥方法。這種方法就是每週7天中，有2天少吃東西，這2天要求是不連續的，而其餘5天隨便吃，不控制飲食。

少吃東西的這2天叫斷食日。少吃到什麼程度呢？每天女生只能攝入500千卡的熱量，男生只能攝入600千卡。

還有一種與莫斯利發起的輕斷食類似的斷食方法，叫隔日斷食。也很簡單，就是一天正常進食，一天少吃，如此交替著來。少吃的那一天，只能攝入平時飲食熱量的25%左右。

那麼，輕斷食或者隔日斷食能減肥嗎？從目前的一些研究來看，這些方法確實是有可能減肥的。

比如在一項研究中，經過為期8周的隔日斷食，參加實驗的減肥者們體重平均下降了8%。也就是說，一個體重108公斤的人，2個月內減了大概9公斤。這個速度還是比較理想的，不算太慢，也不算太快。

綜合幾項實驗來看，總的來說，輕斷食的人，體重每週平均減少0.25公斤；隔日斷食的人，體重每週平均減少0.75公斤。

可以看出，隔日斷食的減肥效果比輕斷食明顯。其實，道理很簡單。輕斷食是每週5天隨便吃，只有2天少吃；而隔日斷食，每週隨便吃和少吃的時間一樣多，一半一半，所以從減肥效果來看，隔日斷食效果肯定要更好一點。

大家也看得出來，不論輕斷食也好，隔日斷食也罷，之所以有減肥效果，並沒有什麼神奇之處。這些方法能減肥，就是因為用這些方法的時候，我們平均每天的熱量攝入比平時少了。

所以，它們還是個「熱量遊戲」。只不過，好的減肥方法，是讓人科學、合理、健康、可持續地少吃，而大多數減肥方法只追求減肥效率，硬讓人少吃，是不是健康、是不是可持續都不管。

當然，斷食減肥也不是100%有效的。有些研究發現，即便是隔日斷食，減肥效果也很一般。比如有一項實驗，在12周的時間裡面，參加實驗的減肥者體重平均只減少了4%。

怎麼回事呢？原來這個實驗的前4周，實驗人員全程監控減肥者進食。在斷食的日子，只給他們提供固定的飲食，想多吃也沒有。可後來的8周，實驗人員讓這些減肥者按照斷食原則自己安排食物，最終減肥的效果就不太好了。

所以，斷食減肥的效果也取決於執行的情況。

最後，斷食減肥還可能會出現一種極端的情況，就是完全沒效果，甚至越減越肥。比如我認識的一個人就是這樣，她是輕斷食實踐者，每週2天只吃一點水果和蔬菜，其餘的5天隨便吃，

結果減了一個多月，人不但沒瘦，還胖了1公斤多。

後來發現，她斷食的那2天飲食限制非常嚴格，餓得很厲害，直接導致她在非斷食的5天拼命吃。用她自己的話說，「我要把這兩天虧待自己的給補回來」。結果可想而知，斷食後她每周吃的比以前還多，人就胖了。

所以，輕斷食，甚至隔日斷食，也不是說一定就管用。如果管用，是因為吃的比以前少了。但如果在斷食日少吃，但到了非斷食日卻大吃特吃，平均起來每天的熱量攝入不但沒減少反而更多了，人肯定還會胖。

而且，輕斷食也不是適合所有人的。有胃病以及有低血糖、心律不整等問題的人，都不建議使用輕斷食來減肥。

有暴食行為或暴食症的人，也非常不適合用輕斷食減肥。因為斷食日吃得太少，非斷食日嚴重暴食的可能性就變得很大。

除此之外，輕斷食還有很多其他問題。

比如，它不太關注運動，屬於「缺胳膊少腿」的減肥方法。在我看來，減肥應該是飲食、運動、心理「三條腿走路」。就算不考慮心理層面的干預，起碼飲食控制和運動要相互搭配。

固然，飲食控制在整個減肥過程中地位相當重要，但是如果只講飲食控制，不講運動，那也不能算是一種科學、合理、系統、完善的減肥方法，還會有很多不足（這一章的最後，我們會詳細講運動與減肥的關係）。

另外，輕斷食減肥每週5天是非斷食日，基本上不限制減肥者的飲食，所以，減肥者的飲食構成，在大多數時間裡，仍然可能是不合理、不健康的。只不過，過去是7天不合理、不健康，現在是強制自己減少到5天，以此來達到一定的減肥目的。如果哪一天，你僅有的2天斷食日執行得不好或者放棄了，那麼肥肉又會馬上「捲土重來」。

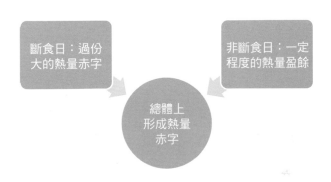

從圖中我們很容易發現，輕斷食的減肥方法，在斷食日那幾天，製造了過分大的熱量缺口。所以輕斷食不僅不「輕」，反而是一種不太溫和的比較折騰的減肥方法。

而真正合理的減肥方法，應該分階段。一開始，是習慣養成階段，只有在這個階段，人是需要刻意去強制自己減肥的。而等這個並不長的階段成功完成之後，我們已經改變了自己的生活習慣，從「胖子習性」變成「瘦子習性」，之後就不需要再刻意減肥，人也自然而然地以減肥的方式去生活，再也胖不起來了。

輕斷食減肥，要說優點，就一條，再不用辛苦地每天都控制飲食，所以比較容易堅持。（注意，這是從減肥角度來講的，從健

康角度講，不排除輕斷食有利於健康。)

所以，我個人並不建議大家使用輕斷食減肥，它始終是一個不全面、有問題的減肥方法。

當然，不管是「不吃飯」減肥，還是輕斷食減肥，或者是下面要講的「8小時減肥法」，我都是想告訴大家不合理的減肥方法一般都存在哪些問題，反過來，也想讓大家理解一種科學合理的減肥方法是什麼樣的。

所謂「8小時減肥法」科學合理嗎？

還有一類減肥方法，就是限定吃飯的時間，只能在某一時間段裡吃東西，別的時間都不能吃，比如過午不食，比如所謂的「8小時減肥法」。

過午不食，即在中午之後就不吃東西了，每天只有起床後到中午12點或1點之間可以進食；而「8小時減肥法」與之類似，是每天只有8個小時能吃東西，其餘的時間就算很餓，也不能吃。

這類方法可能有一定的效果，原因無非是：人在短時間內能吃下的食物是有限的。

一般來說，我們一天大約有16小時能吃東西，現在減了一半，變成8小時，時間少了，吃的肯定也少了，吃飽了，不想吃了，等餓了想吃的時候，時間又過了，不能吃了。

當然，也要看8小時裡面吃了什麼。要是吃不健康的東西，體積小、熱量高，比如紅燒肉、蹄膀、油炸食品等，完全可能在1小時內攝入以往一天的熱量。

過午不食更極端，仔細算一下，它相當於你一天中只有四、五個小時能吃東西。

這類減肥法的核心都是砍掉大部分可以進食的時間。唯一的好處就是簡單直接，缺點卻有很多：

- 這類減肥法一般並不健康，尤其對有低血糖、胃病、情緒問題的人群更是如此。

- 這類減肥法一般不可持續。因為不一定健康，就不能一直用，一旦停用，體重肯定會反彈。我的不少減肥學員之前也用過過午不食的方法，他們發現時間長了胃受不了，只好停下來，體重也馬上反彈。

　　另外，大多數人對過午不食這類方法可能很難適應，現代人生活壓力很大，睡眠時間也晚，長時間不吃東西實在不現實。當然，也有人比較適應過午不食，而且減肥效果不錯，如果能適應的話也沒有問題。

- 沒有改變減肥者的生活習慣。這類減肥法不追求健康的飲食結構，也不限制飲食量，更不強調運動，只是用限制進食時間來變相地讓人少吃。它不能把人帶入一種健康的生活狀態中，還是治標不治本。

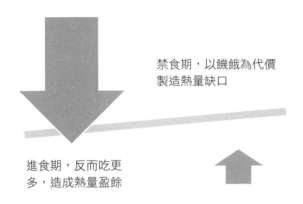

禁食期，以饑餓為代價
製造熱量缺口

進食期，反而吃更
多，造成熱量盈餘

　　所以，8小時減肥法、過午不食減肥法等限制進食時間的減肥方式，有時候起不到減肥作用，其根本原因在於，減肥者對飲食把握不到位，好不容易在禁食期「餓瘦了」，一不小心又在進食期「吃胖了」。

科學合理的減肥方法應該是這樣的

我們現在就講講，一種科學合理的減肥方法應該是什麼樣的。它至少應該具備以下3個特點。

1. 可持續使用

一種科學的減肥方法首先要能可持續使用。這就要求，它必須是健康的，不健康的方法你肯定也不敢一直用。其次，使用起來難度也不能太大，太「反人性」肯定也不行（比如極端限制飲食）。

我前面講過的，或完全不合理或有不合理之處的減肥方法大都存在這個問題。這些方法，人不可能用一輩子。用一輩子，要麼有損健康，要麼用起來難受，或者兩者都有。

再比如吃代餐減肥，或吃減肥藥減肥，也存在這種問題。就算它們有效，你也不可能吃一輩子代餐、吃一輩子減肥藥，但你一旦停用，立即反彈。更不用說，在這個過程中，你的身體也被搞壞了。

減肥，必然會對生活做一些改變，而科學合理的減肥方法，對生活做出的改變一定是不損害健康的、積極的、正面的。比

如，一種減肥方法讓你從油膩的飲食方式，逐漸改變成為清淡的飲食方式，這就是科學合理的。

運動也一樣。過量運動損壞身體，並且不可能長期堅持，所以也不是一個科學合理的減肥方法。

2. 可以最大程度地防止反彈

科學減肥方法要具備的第二個特點，就是能最大程度地防止反彈。任何一種減肥方法，如果不關注反彈問題，就是只能短期使用的減肥方法，或者是忽悠人的減肥方法。減肥如果不考慮反彈，根本沒有意義。

瘦下來容易，但如果瘦幾天又胖回去了，那還是白搭。我們要的是美麗、健康一輩子，而不是「過山車」式的忽胖忽瘦。

防止反彈有很多方法，但有些減肥不反彈的方法其實等於沒有方法。比如生酮減肥防止反彈的前提就是，要一直堅持生酮或準生酮飲食。這不是個「厚道」的方法，跟沒有方法一樣。

因為人體處於生酮狀態，畢竟不能說是一種良好的健康狀態，不建議長期保持。要你長期保持生酮狀態來控制體重，如同服用減肥藥防止發胖一樣，那是需要吃一輩子的事情啊。

真正有意義的防止反彈的減肥方法，是能夠改變你的生活習慣，把你變成一個擁有健康的「瘦子習性」的人，這才解決了根本問題。

所以，任何不關注反彈問題，或者只是治標不治本地防止反彈的減肥方法，都不能算是一種科學合理的減肥方法，要用也只能短期臨時使用。

3. 減肥方法要全面

減肥必須多管齊下。比如我一般要求，減肥時，飲食結構、飲食量、運動、活動、心理，這5個方面，至少做到前4個，才能算基本合格。

比如一種減肥法，只有飲食控制而沒有運動，不行。只有飲食量限制，沒有合理化的飲食結構，也不行。缺少活動方面的要求，還是不行。理想狀況下，心理方面的關注也會是不可或缺的一環。

為什麼減肥要多管齊下？一個原因是，多管齊下，每一方面的難度都會降低。比如光靠少吃，那就不如少吃加多動，這樣的話，少吃不用吃得太少，多動也不用運動得那麼累，減肥就更容易執行和堅持下去。

另外，減肥多管齊下也是必需的。任何一個方面出問題，都可能導致減肥全盤失敗。比如很多人會抱怨，我運動了，也運動得很辛苦，為什麼還瘦不下來？很多時候就是因為飲食控制做得不好。因為運動常常會讓人食慾增加、多吃。如果你不控制飲食，熱量攝入不能保證不增加，那麼運動減肥往往會失敗。

還有些人運動了但沒瘦，是因為他雖然拿出時間運動了，但因此認為別的時間可以休息了，於是形成這樣一種狀態：每天運

動半小時，其餘的時間能坐就坐著，能躺就躺著，減少了很多活動，總體熱量消耗反而比以前還少了，當然也不可能瘦下來。

最後，從心理方面看，有的減肥者運動、飲食做得都不錯，但在心理方面沒做到位，減肥時哪怕遇到一點小的挫折，就可能心態崩塌，導致減肥徹底失敗。

有的人存在暴食問題，這也需要從心理層面去改善。辛辛苦苦飲食控制加運動減肥了半個月，也初見成效了，但是一次暴食，心理崩潰，可能之前的減肥成果就完全毀了。

減肥一直失敗的人，有時候，往往問題就是出在心理層面上。

不過，減肥過程中方法必須全面，但也要有主次之分。在減肥的幾個因素中，最重要的就是飲食。所以我強調：**減肥，在方法全面的基礎上，要認識到飲食始終是位於首位的。**

拿運動和飲食兩個因素來說，很多人一提到減肥，首先想到的是去做運動，卻忽略了飲食控制的重要性。所以結果往往就是，單純靠運動減肥的人很少能看到成效。有不少科學研究也能說明這個問題 [註8]。

運動消耗熱量比較難，這不用我說大家都知道。一個中等身材的女性，辛辛苦苦跑步 1 小時，也就消耗 300 ～ 400 千卡熱量。而喝一杯奶茶，加上一兩塊小餅乾，差不多就有 300 ～ 400 千卡熱量了。一個小漢堡，熱量甚至能達到 500 ～ 600 千卡。

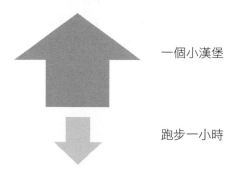

一個小漢堡

跑步一小時

熱量攝入太容易，而且很舒服；熱量消耗太難，而且很痛苦。

所以，任何減肥方法，如果不做有效的飲食控制，減肥效果都很難保證。飲食控制，是減肥的核心。

總結一下，一個科學健康的減肥方法，可持續、不反彈、多管齊下這三點要求是必須要滿足的。我們永遠要記得，減肥是個系統工程，簡單粗暴的方法很難做到科學合理。

大家以後如果遇到任何流行的減肥方法，都可以對照這三條來分析、判斷一下這種方法是不是科學合理。

說到這裡，有的讀者可能會想，滿足這三個要點的減肥方法固然是科學合理的，但會不會非常難呢？其實也不會。

我們強調科學減肥的複雜性和全面性，其實是從理念上講，而具體到實際操作的方案，則要求實用、好操作。

也就是說，在認識上，大家要明確減肥足夠複雜，但在實際

操作上，只需要照著我推薦給大家的減肥方案（其中包括一套簡單直接的「萬能食譜」）執行就行。這是我的一貫風格。

怎麼讓你變成易瘦體質？

　　網上有很多說法，比如說吃什麼東西、做什麼運動，人就能變成易瘦體質。說得好像很簡單，但其實根本做不到。

　　舉例來說，現在有個特別流行的話題，說腸道菌群的平衡決定胖瘦。有的人就說，通過某些方法，甚至不惜用極端的方法（比如移植瘦者的糞便）改變腸道菌群的構成，就能讓人變成易瘦體質。

　　用科學嚴謹的態度來看待腸道菌群對胖瘦的影響，目前最多只能說：腸道菌群的構成，對人的胖瘦會產生一些有限的影響。說腸道菌群決定胖瘦，不過又是一個為了迎合大眾簡單的思維習慣而誇大的偽科學罷了。

　　所以，目前市面上幾乎所有的所謂易瘦體質的養成方法，都是有問題的。「易瘦體質」幾乎成了減肥偽科學的代名詞。

　　那麼，人真的不能變成易瘦體質嗎？其實也可以，只不過，這個易瘦體質，不一定是你理解的那種易瘦體質。

　　真正的易瘦體質，其實就是某個人具有的一系列健康的生活習慣，以及合理的減肥心態。

我總是強調要養成好習慣，這件事為什麼重要呢？因為如果把合理飲食、規律運動、適當的NEAT、靈活的飲食技巧都培養成習慣的話，其實這個人就已經改變了。比如說，原來你是一個吃東西很快、喜歡高脂肪飲食、不愛動，並且胖瘦心態又不好的人，這些習慣、這些特徵決定了你是一個易胖體質的人。而減肥對於這樣的人來說就永遠很難。

可是習慣可以形成，也可以改變。一旦你改變習慣，用新的好習慣取代你過去不好的習慣，那麼你不用刻意去做什麼，只要自然地按照好習慣來生活，你就變得容易瘦了，也可以說你就變成了易瘦體質。

我的很多減肥學員回饋說，他們減肥結束後，有的正好趕上過節，甚至過年，但他們吃東西很放鬆，沒怎麼控制，結果自己一點也沒胖。

我們來看看其中兩個減肥學員典型的變化。

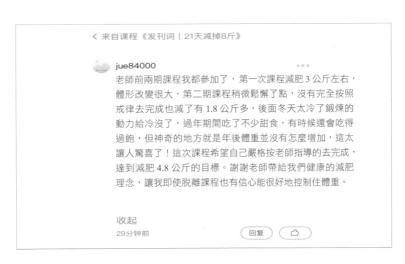

< 来自课程《发刊词 | 21天减掉8斤》

jue84000

老師前兩期課程我都參加了，第一次課程減肥 3 公斤左右，體形改變很大，第二期課程稍微鬆懈了點，沒有完全按照戒律去完成也減了有 1.8 公斤多，後面冬天太冷了鍛煉的動力給冷沒了，過年期間吃了不少甜食，有時候還會吃得過飽，但神奇的地方就是年後體重並沒有怎麼增加，這太讓人驚喜了！這次課程希望自己嚴格按老師指導的去完成，達到減肥 4.8 公斤的目標。謝謝老師帶給我們健康的減肥理念，讓我即使脫離課程也有信心能很好地控制住體重。

收起

29分钟前　　　　　　　　　　　回复　　👍

牛牛

上次減掉 4.8 公斤。然後飲食恢復正常，但至少沒吃過我的最愛紅燒肉，回鍋肉之類的肥肉。一直保持著體重，管住嘴，邁開腿是至關重要的。以前的飲食習慣大錯特錯了，吃著吃著就超標了。我現在在外面請客吃飯都不會吃多，因為學習後對哪種菜能吃，吃到哪種程度，心中都有數。秤也很久沒用了，憑感覺都知道自己的重了。這期結束就到我的正常體重了，加重。今年全是好消息，我體重減了，我大女兒順利考入本校高中。小女兒在幼稚園也很開心。囉唆這麼多，主要是喜悅的心情想和大家分享。

這是什麼原因呢？就是因為她們通過科學合理的減肥方式，已經改變了生活習慣，變成一個易瘦體質的人了。在這種情況下，她們覺得自己沒控制飲食，但實際上在不知不覺中好習慣已經幫她們控制了。好習慣在替你把握著分寸，你就不會胖起來。

這樣的案例我碰到過非常多。減肥後即使放開吃，也不會胖回去。其實，這不就是變成易瘦體質了嗎？

本書教給大家的全食減肥法，核心關注點就是幫你養成真正的易瘦體質。除了習慣、心態上的改變，一些身體上的變化也有利於我們進一步變成易瘦體質。比如，我們可以在減肥恰當的時間節點上適當增加肌肉。

肌肉多了好減肥，這是沒錯的。

肌肉量的增加可以提高基礎代謝率，熱量消耗增加，人就不那麼容易胖。而且，肌肉量的增加對胖瘦的影響遠遠比提高基礎

代謝率複雜。

首先，肌肉量增多能帶來兩種東西的儲量增加，一個是肌糖原，一個是肌內脂肪。它們增加的好處之一就是運動時，我們的運動能力會更強，使我們更樂於接受各種運動。愛運動，就能增加熱量消耗。

另外一個好處，也是更重要的好處，就是肌糖原和肌內脂肪能提高我們緩衝食物熱量的能力。什麼意思呢？用最通俗的方法解釋，就是肌肉多了以後，配合運動吃東西的時候（注意，一定要配合運動，否則效果就有限了），食物當中的糖和脂肪會更多地補充到肌肉裡去，再有剩餘，才可能變成身上的肥肉，這就叫食物熱量緩衝能力。

而且，肌肉細胞實際上還兼有內分泌的功能。我們講內分泌，不僅僅是內分泌腺體，肌肉細胞也可以分泌一些激素、細胞因子，有研究認為這跟保持體重、防止肥胖有關係。

最後，肌肉量大的人，適應性產熱能力也會提高，不容易胖。這個比較複雜，咱們就不講了。

肌肉量增多，從很多方面來講，都讓人更不容易發胖。當然，也必須要強調，這都是相對的，如果肌肉量增多1公斤，但每天多吃2個漢堡，那人還是要胖的。

那麼，有人就要問，我是不是該先增肌再減肥呢？其實不一定。增肌有助於減肥，但是增肌、減肥誰先誰後，還存在很多學問。

首先，增肌必然導致體重增加，這樣就可能影響減肥者的心態，減肥者容易被增長的體重「嚇到」，除非減肥者能夠做到心裡有數，不亂秤體重，或者完全明白體重增長不一定等於脂肪增加的科學原理。但可惜，大多數減肥者不具備這樣的「條件」。

　　另外，如果在減肥成功前，肌肉量明顯增大，那麼必然會讓人身體圍度增加，會顯得更「胖」、更「壯」。

　　這很好理解，減肥還沒完成，肌肉量增加，人就會顯得粗壯。對男性減肥者來說，可能身材暫時粗壯一點問題不大，但是對於女性減肥者來說，就相對不容易接受了。千萬不要聽信網上說女人不能增肌的偽科學宣傳，女人也能明顯增肌，只不過增肌潛力不如男性罷了。

　　所以，尤其對女性而言，一般建議還是先減肥後增肌比較好。雖然增肌對減肥有好處，但從另一方面講，只有先把脂肪減下去，你才能知道什麼地方需要增肌，身材哪裡還有不足，哪裡還需要更飽滿一點，再針對性地練哪裡。減肥不能局部減，但增肌是可以做到局部增的。比如有些女孩肩比較溜，穿衣服不好看，那麼就可以專門訓練肩部，著重訓練肩部三角肌的中束，做到有目的的塑型。

　　這節我們講了怎麼變成易瘦體質，大家要記住：

- 胖瘦跟基因有很大關係，全面變成易瘦體質是做不到的，因為我們不能改變基因，所以不要迷信和誇大所謂變成易瘦體質的能力。

- 一個人是否能最大限度地變成易瘦體質，最關鍵的因素是習慣。你在飲食、運動、活動、心態等方面形成了健康的習慣，就可以説，你已經最大限度地變成了易瘦體質。

- 肌肉量增加不僅可以提高基礎代謝率，還能從很多方面讓我們不容易胖。增肌，是變成易瘦體質「錦上添花」的方法。

- 對於較胖的人（尤其是女性）來説，建議先減肥再增肌，在減肥沒成功之前謹慎做增肌訓練。

- 女性也能增肌，但增肌潛力不如男性。雖然如此，通過合理的訓練和飲食，在足夠的訓練時間後，肌肉量明顯增加幾公斤還是比較容易做到的。這方面的科學研究資料非常充分，我個人也帶女子健美運動員訓練，見證了太多「竹竿女」變身「肌肉女」的過程。注意，這裡講的都是自然健美，大家不要聽信像肌肉都是吃藥催出來的之類的傳言。

運動真的不能減肥嗎？

我們上面講過，在減肥過程中，飲食控制是最重要的。那有的讀者可能會問，難道運動對減肥不重要？

現在民間確實也有一些觀點，宣揚「運動減肥無用論」。其實，減肥過程當中，飲食控制的確是第一位重要因素，但是運動對於減肥來説，也是非常必要的。

首先，前面講過，減肥要用全面、系統的方法，「多條腿走路」，運動就是其中重要的「一條腿」。有運動，那麼在別的方面減肥的壓力就能小一點。

另外，運動對於減肥之後維持體重也非常重要。減肥之後，要想很好地保持減肥效果、維持體重，一般也都建議要持續保持規律的運動。

最後再強調一點運動的重要性：配合運動的減肥，與只有飲食控制的減肥相比，減下來的體重裡面，一般脂肪更多，瘦體重更少。也就是説，配合運動的減肥更多地減掉了肥肉，更好地保住了肌肉。

原理是這樣的。

在減肥過程中，比如你每天要消耗的熱量比攝入的多500千卡，那麼有兩種手段：要麼就是你少吃500千卡熱量的食物，要麼就是多運動來額外消耗這500千卡的熱量。從短期來看，兩者的效果是一樣的，因為都製造了500千卡的淨熱量缺口。

　　但是從長期的減肥效果來看，雖然都是500千卡，兩者還是有區別的。首先，長期靠少吃來製造500千卡熱量缺口，可以減肥，但在這個過程中，可能會或多或少降低你的熱量消耗。因為身體不希望我們的體重發生明顯變化，所以如果連續少吃，身體會提高熱量的利用效率，降低基礎消耗以節約能量。當然，在有些情況下，還可能會減少一點肌肉量。

　　好在，每天減少500千卡熱量的攝入，相對來說力度不算很大，所以身體的熱量消耗也不會降低得特別嚴重。

　　假如你選擇用多運動的方式額外消耗500千卡熱量，運動適當並保持一定強度，那麼至少肌肉量容易保持（如果你適合做力量訓練，肌肉量可能還會有所增加）。這樣的話，基礎代謝率基本就不會受到影響，甚至還有可能提高，所以長期來看這是非常有利於減肥的。

　　另外，規律的有氧運動還會改變你身體的能量物質代謝情況，比如增加肌肉脂肪氧化酶的活性，增加脂肪組織脂肪分解酶的活性，增加肌肉毛細血管密度等等，這都有利於我們在運動時燃燒更多的脂肪，對減脂可能是有利的。

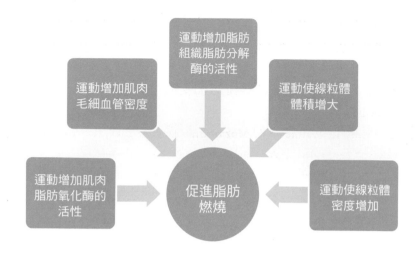

運動增加脂肪組織脂肪分解酶的活性

運動增加肌肉毛細血管密度

運動使線粒體體積增大

運動增加肌肉脂肪氧化酶的活性

促進脂肪燃燒

運動使線粒體密度增加

　　所以，問題的關鍵就在於，僅靠飲食減少熱量攝入，身體有利於減肥的局面就無法徹底形成（這是從長遠來看待減肥）。

　　所以在減肥的過程中，飲食控制是首要的，但運動也是必要的，兩者各自發揮自己的優勢，彌補彼此的缺陷，這才是最好的減肥方法。還是那句話，科學合理的減肥方法一定要全面和系統。

參考文獻：

[1] 中國疾病預防控制中心營養與健康所，楊月欣。中國食物成分表：標準版（第6版/第一冊）。北京: 北京大學醫學出版社，2018.08.

[2] 中國營養學會. 中國居民膳食營養素參考攝入量（2013版）. 北京: 科學出版社, 2014.

[3] Micha R, Wallace SK, Mozaffarian D. Red and processed meat consumption and risk of incident coronary heart disease, stroke, and diabetes: A systematic review and meta-analysis. Circulation. 121: 2271-2283. 2010.

[4] Aune D, Ursin G, Veierod MB. Meat consumption and the risk of type 2 diabetes: a systematic review and meta-analysis of cohort studies. Diabetologia. 52: 2278-2287. 2009.

[5] van Woudenbergh GJ, Kuijsten A, Tigcheler B, et al. Meat Consumption and Its Association With C-Reactive Protein and Ancient Type 2 Diabetes : the Rotterdam Study. Diabetes Care. 35: 1499-1505. 2012.

[6] Xu X, Yu E, Gao X, et al. Red and processed meat intake and risk of colorectal adenomas: a meta-analysis of observational studies. Int J Cancer. 132: 438-448. 2013.

[7] Cross AJ, Ferrucci LM, Risch A, et al. A large prospective study of meat consumption and colorectal cancer risk: an investigation of potential mechanisms underlying this association. Cancer Res. 70: 2406-2414. 2010.

[8] Marthal L, Skender MPH, etal. Comparison of 2-year weight loss trends in behavioral treatments of obesity: Diet, exercise, and combination interventions. Journal of the American Dietetic Association.342-346. 1996.

第 二 章
CHAPTER

奇妙的心理减肥法

我們前面講過，減肥常常是個心態問題。有很多人減肥總不成功，就是因為心態沒擺對，在心理層面上沒做到位。

這裡給大家講一個我的學員的真實案例。

這個學員屬於事業型女性，事業成功，當然，工作壓力也大。她讀了我的書之後，專門找到我做一對一減肥。那時候，她已經減肥一年，減重好幾公斤了。

雖然已經減了不少，但她身上仍有不少贅肉。她希望能再減掉6公斤，可是，她發現自己已經減不動了，雖然很努力，但體重始終不變。

我監控了她2周的身體數據變化，發現她的減肥確實進入了我們常說的停滯期。

她說自己工作壓力小的時候還好，之前減掉的體重，就是停職減肥減下來的。現在又開始工作，而且公司搬到了國外，壓力

比以前更大了。她發現，壓力一大，減肥就變得特別困難，會出現很明顯的情緒性進食問題。

她還說，減肥時如果口味過於清淡，也會給她造成明顯的心理壓力。

於是我幫她安排食譜的時候，花更多心思在改善口味但不增加食物熱量上面。每隔5～7天，允許她適當超量吃一頓特殊設計的稍微「不健康」的食物，滿足口味的需要，讓她不至於因為口味持續清淡，積攢心理壓力。

因為她飲食控制難度較大，所以減肥本應該在運動和活動方面多下功夫。但她工作實在太忙，運動和活動總是斷斷續續，很難形成規律，我只能建議她盡可能找時間做一些「準HIIT」，這或許能稍微提高一些運動減脂效率。

減肥方案開始執行後，剛到第3天，她就堅持不下去了，她說沒別的，就說壓力一大，人變得特別饞，控制不住自己。

我給她做了心理疏導，告訴她在特別饞的時候，一定要認真做我教給她的心理放鬆訓練，每天早晚各做一次。她嘴上說打算試試看，但總犯懶，所以訓練的事一直被擱置。

我看實在不行，只好為她調整了食譜，把減肥速度再調慢一點，讓她執行得再輕鬆一些。

調整食譜後的第1周，她執行得還不錯，體重也減輕了1.2公斤，腰圍減少2.5公分。但到第2周，她又開始偷吃，甚至暴食，減肥又停滯了。

究其原因，還是老問題：壓力大，情緒難以控制，食慾暴增，最後導致暴食。我告訴她，心理放鬆訓練很重要，一定要重視，做起來。她說沒問題。

但從這之後，她就一直躲著我，問她情況也不回覆。最後她承認，她一直沒有做心理放鬆訓練，更沒有執行減肥食譜。結果可想而知，體重不降反增。

進一步溝通後瞭解到，她認為自己進入減肥停滯期，是因為減肥方法不對。其實她忽略了一件事，那就是減肥成果都是執行出來的，總在執行上出問題，是她減肥困難的根本原因。

後來一段時間，她開始頻繁地找各種減肥藥吃。她不想再這麼拖著了，只想體重快點降下來。我反問她：「那你能一輩子吃減肥藥嗎？」她不說話了。

急躁的情緒加劇了她的暴食行為，體重一度無法控制。直到後來的一件事才讓她徹底「清醒」。體檢時，她發現自己已經患有嚴重的高血壓。

健康的威脅讓她不得不下決心重新開始執行減肥方案，也強迫自己早晚和有暴食預兆的時候，去做心理放鬆訓練。結果讓她喜出望外，她發現，自從開始做心理放鬆訓練，她居然能控制住壓力性進食了。

　　她的減肥逐漸開始有了成效，這使她信心大增，情緒也慢慢變得穩定，飲食控制方案執行得越來越好。一天一天，她每天的運動時間雖然很短，但也形成規律了。

　　5個月之後，她的體重減輕了11公斤，腰圍和其餘4處身體圍度減少總計40多公分，她的健康指標也有了特別好的改善。

　　她這才恍然大悟，自己減肥困難，難在心理上，而減肥成功，也成功在心理上。她簡直不敢相信，心理放鬆訓練（本章會詳細介紹）有這麼神奇的作用。

減肥絕不僅僅是讓你變美

我幫我的學員減肥前,通常會先問一個問題:你為什麼減肥?

多數回答是為了身材好,為了漂亮。也有學員說,不僅為了美,也為了健康。這些減肥者雖然年齡都不大,但身體往往因為肥胖已經開始出現各種問題了。

我發現,回答不僅為了美,也為了健康的減肥學員,最後減肥成功率都明顯更高,減肥後反彈率也明顯低得多。

為什麼減肥,這個問題你想過嗎?

其實,我們在減肥前,對減肥的認知本就不該僅停留在變美這件事上。減肥,為的是幸福的人生,這其中包括美,更包括健康。反過來說,**如果認識到肥胖對健康的巨大危害,我們就多了一重減肥的動力,減肥成功更多了一重保障。**

接下來我們講講肥胖對健康的危害。

胖,帶給我們的困擾絕不僅僅是「不好看」而已。肥胖本身就是一個非常嚴重的健康隱患,長久以來,肥胖跟很多疾病和過早死亡有強相關性,甚至肥胖本身就是一種病。

我們看看下面這張表，這是一些和肥胖相關的疾病。

《肥胖作為危險因素的疾病》

代謝病	2型糖尿病及其他狀態的葡萄糖耐量異常
	血脂異常
	痛風
心血管疾病	高血壓
	心力衰竭
	心律失常，包括猝死
	冠心病，包括急性心肌梗死
	中風
	周圍血管病
	肺動脈高壓
惡性腫瘤	子宮內膜癌
	結直腸癌
	肝細胞癌
	乳腺癌
	淋巴瘤和血液系統惡性腫瘤
消化系統疾病	脂肪肝，包括肝硬化
	膽囊疾病
	胃食道逆流
呼吸系統疾病	阻塞性睡眠呼吸暫停綜合症
	肥胖低通氣綜合症
腎病	肥胖相關性腎小球疾病
	慢性腎病
內分泌	多囊卵巢綜合症
系統疾病	不孕
骨骼肌肉	負重關節和手的骨關節炎

我們會發現，平時聽說的那些可怕的慢性病，絕大多數都跟肥胖有關。幾乎可以說，人真的是「一胖百病生」。

我們再來看看肥胖和健康問題的具體關係，先說肥胖和過早死亡的關係。

其實科學研究早就證實，肥胖是人過早死亡的一個重要危險因素。比如20世紀70年代，有一項針對750,000人的縱向觀察性調查就顯示，體重大於平均體重40%的人群，在隨訪的10年期間死亡風險增加1倍 [註1]，同時發現，脂肪的增加可以作為過早死亡的預測因數 [註2]。

美國一項針對500,000例50歲男性和女性進行的大型研究顯示，與體重正常組相比，BMI大於30的人，過早死亡的風險增加1～2倍 [註3]。

1960—1972年，腫瘤預防1期研究跟蹤隨訪了62,000名男性和262,000名女性，他們都不吸煙，也沒有心血管疾病、癌症等問題。研究發現，隨著BMI的增長，人的死亡率也隨之增長；當BMI大於32時，無論男女，死亡率都增加3.5倍 [註4] ！

另外還有一些研究認為，對於男性來說，因肥胖增加的死亡風險要更明顯一些。

當然，針對不同人種，因為肥胖帶來的疾病發病風險的增加可能有一些差別，但總體來說不大，可以這麼說，**肥胖提高了所有人的死亡風險**。

再來看看肥胖對心血管疾病的影響。

肥胖人群中，以心梗為主的心血管疾病是最常見的過早死亡原因。比如有數據說，多達60%的心血管事件導致的過早死亡都跟肥胖有關。

我們看下面的圖表，很明顯，BMI越高即越胖的人，心血管疾病的死亡風險明顯越高。

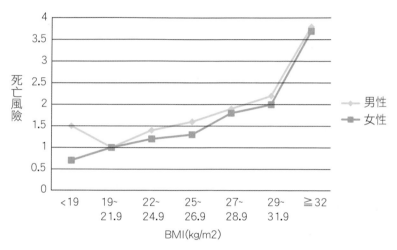

註：男性、女性BMI與心血管疾病死亡風險的關係。引自 Stevens et al. (1998). the Cancer Prevention Study.

另外，從肥胖對心血管疾病的影響方面看，「怎麼胖」也很重要。或者說，肥肉長在哪兒也很重要。

有一種肥胖叫向心性肥胖，就是說肥肉主要長在人體的中心位置——腹部，內臟脂肪的比例很高。已經有非常多的研究發現，向心性肥胖相比均勻肥胖，更容易增加罹患心血管疾病的風

險。也就是說，同樣體重和身高的兩個胖子，如果一個是胖在全身，一個是胖在內臟，那麼後者患心血管疾病的風險要比前者大很多。

從血壓來看，肥胖也會明顯增加高血壓的發病風險。肥胖一直是高血壓的一個強有力的預測因數，更是高血壓的潛在病因。近期的研究發現，向心性肥胖比一般肥胖更容易導致高血壓。

向心性肥胖會明顯增加心血管疾病、高血壓的發病風險。這件事還跟人種有關，黃種人是特別吃虧的。因為相對於白種人，黃種人天生脂肪比例就偏高，瘦體重偏低；而且，黃種人更容易有較高的內臟脂肪比例。這是人種差異性導致的。

BMI差不多的兩個人，黃種人的向心性肥胖程度很可能高於白種人。所以，減肥對於黃種人來說，更是一件非常重要的事。

2型糖尿病同樣與肥胖有關。肥胖是2型糖尿病發病風險增加的一個明確因素。比如有一項長達14年的觀察研究發現，當男性BMI超過25的時候，2型糖尿病發病風險就明顯增加。如下圖表，在40～49歲的人群當中，BMI大於35的男性糖尿病發病風險比BMI小於22的男性高幾乎80倍 [註5]！

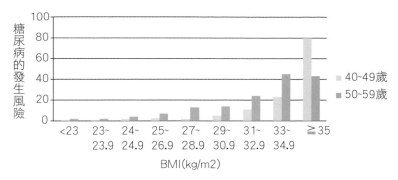

註：5年中美國40～49歲及50～59歲男性的BMI與糖尿病發生風險之間的關係。引自 Chan et al. (1994). the Health Professionals Follow-up Study of American men.

　　同樣，不出我們所料，向心性肥胖會帶來更高的2型糖尿病發病風險。

　　最後，從惡性腫瘤的發病風險來看，肥胖也是一個危險因素。肥胖與結直腸癌、乳腺癌、子宮內膜癌的發病風險關係都較大。比如英國對倫敦18,403名中年政府職員做了為期28年的隨訪，發現肥胖或者超重男性，很多癌症的發病風險都明顯偏高[註6]。

　　還有資料顯示，和體重正常的個體相比，BMI大於40的人惡性腫瘤發病風險高50%～60%。

　　篇幅所限，這裡就不再羅列更多的研究證據了。總之，有非常多且令人震驚的研究資料說明，減肥絕不僅僅是一個美不美的問題，更是一個嚴肅的健康問題。

胖瘦對健康的影響，甚至超過了運動。很多人覺得，運動對健康很重要，人要身體好，必須運動。其實，胖瘦對健康的影響更大。比如我們看下面這個研究，參考人群（危險度1.0）由每周鍛鍊≧3.5小時且MBI<25kg/m2的女性組成。

《肥胖與體育活動結合對女性全因死亡率的影響》

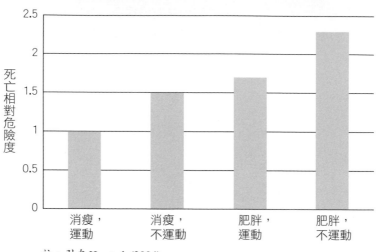

註：引自 Hu et al. (2004).

　　這個研究週期長達24年，一共跟蹤了117,000名一開始沒有心血管疾病也沒有腫瘤的健康女性，最終發現，最健康的、死亡率最低的人是瘦且運動的女性，死亡率最高的是肥胖且不運動的女性 [註7]。

　　而瘦但不運動的人的健康程度也要高於胖但運動的人。也就是說，從健康的角度講，人寧可不運動，也別胖。

這跟很多人認為的可能不一樣。其實，對健康來說，飲食、運動的重要程度都趕不上胖瘦。也就是説，不管運動還是不運動，不管飲食合理還是不合理，看一個人健不健康，最重要的還是看胖瘦。

　　很多人覺得，地中海式飲食很健康，日本人的飲食也很健康，但對於個人來說，飲食健康但是吃得很多、身材較胖，與飲食不算健康但是吃得少、身材較瘦相比，後者的健康程度一般要高於前者。

　　健康的體重和身體組成比什麼都重要。

　　我希望，所有肥胖者都能把減肥這件事認識得更透徹一些，更深遠一些。減肥不光是為了好看，更是為了健康。心態正確、認識到位，是減肥成功的一個關鍵因素。

心態決定減肥成敗

我經常說,如果僅僅考慮飲食和運動,減肥是「七分靠吃,三分靠練」。但如果綜合來考慮的話,減肥是「四分靠吃,一分靠練,五分靠心態」。在減肥過程中,心態起著特別重要的作用。

我詳細講幾點。

第一,建立良好的減肥心態最基礎的一條,就是我們一定要知道:減肥,可能是一件艱苦的事,但卻是一件很公平的事。

我們可能抱怨,這個世界不算公平。有些事,我們付出極大的努力,但不一定能成功;還有些事,因為每個人佔有的資源不同,對有些人來說做起來易如反掌,但對另一些人來說,則難如登天。但在減肥這件事上,所有人都站在同一條「起跑線」上。不管是明星、名模、政要、豪門,還是普通人,都要靠少吃、多運動減肥,沒有其他捷徑可走。只要付出對的努力,減肥就一定能成功。沒有減不下來的胖子,只有努力不足的胖子。

第二,減肥不要盯著體重。

這件事我反覆強調,但對體重的錯誤認識和過分關注,仍然是減肥者最大的「敵人」。

我建議，剛開始減肥的前幾個月，不要太多看體重，只要找對了方法，就按部就班地執行，一個月秤一次體重就好；而只有到了減肥保持期，才每週秤一次體重，以此來監控脂肪的變化（如果有規律的力量訓練就要另說）。

人的體重在短期內變化幅度會很大，有時候今天50公斤，睡一覺，第二天就成了51公斤，這很正常。這種短期體重的變化，是很多因素影響的結果，比如飲食量、飲水量、鈉的攝入量和女性月經週期等。

有時候，我們一頓飯吃鹹了，攝入了過量的鈉，身體的水分就會暫時增加，這些增加的水分當然也會造成體重增加。大概幾十個小時之後，當這些多餘的鈉排出去，體重又會恢復如初。但如果頻繁秤體重，一看到體重增加，就以為是胖了，這麼折騰，心態很容易受到影響。

女性月經週期中雌激素的變化也會很明顯地影響身體水分的多少。經期前和經期中的一段時間內，體重一下增加幾斤的都不算少見，這都是水分的增加，並不是真的長了肥肉。

減肥，需要關注的是身體脂肪的變化。而人的體重增減，除了脂肪，還有很多影響因素。僅僅用體重來衡量脂肪的增減，當然不準確。

要是整天盯著體重，甚至一天秤兩三次體重，首先是白秤，它說明不了你脂肪的變化，因為想增加1公斤體重太容易了，但是想真的長1公斤脂肪，沒有幾天根本做不到（除非極端的情況）。

體重增長愈快，愈不可能都是源自脂肪的增加。

其次，整天盯著體重，容易讓你在減肥時產生焦慮情緒，有時會嚴重影響你正常的減肥進程。

很多減肥者希望的理想狀態是，一秤體重就看到輕了。其實哪有那麼簡單的事？就算是最合理的減肥方法，在減肥過程中體重波動也是很正常的。

可惜很多人不理解，只要一秤體重看到體重沒輕，就覺得進入停滯期了，減不動了，減肥失敗了……各種錯誤的、消極的想法都冒出來了。

一旦出現這種心態波動，本來很好的減肥方法可能就沒有信心被執行下去了，減肥事業因此半途而廢。更有甚者，自暴自棄引起暴食，生活再度陷入混亂之中。

所以，切記，體重只是減肥過程中，監控減肥效果的一個次要因素。**千萬別把體重當成是一切，那等於是自己給自己的減肥設置障礙。**

至於減肥時應該如何監控、衡量減肥效果才是正確合理的，我們在第三章中會詳細講。

建立良好減肥心態的第三點，就是要相信：人瘦下來了，沒那麼容易胖回去。

很多人胖的時候，「虱多不咬，債多不愁」；但一旦瘦下來，整天就很焦慮，多吃一口飯都提心吊膽，生怕再胖回去。如果這一頓明顯吃多了，往往會有嚴重的罪惡感，自己放不過自己，情緒受到很大影響。

這種焦慮情緒一定會影響到體重的保持。最後，情緒積攢到要用暴食來宣洩，減肥的心理防線崩塌，減肥成果付諸東流。

其實，人胖，不是靠一頓飯或者幾頓飯胖起來的。

想增加1公斤的身體脂肪，至少也要8,000千卡左右的熱量。攝入這麼多熱量，哪怕你抱著瓶子喝油，也要喝將近1.2公斤，這對普通人來講是不可想像的。人變胖，都要有一個過程，絕大多數人是在1年或幾年內一點點胖起來的。

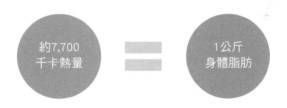

假如你減肥成功了，在保持的過程中偶爾吃多，沒關係，完全不用擔心，第二天少吃點，之後的兩三天都保持健康飲食就行了。

所以我一般建議減肥減下來的人在保持體重的時候，好吃的可以吃，可以間斷性地品嘗美食，不連續過量攝入熱量就可以了。千萬不要吃飯跟做臥底似的，戰戰兢兢，如履薄冰，如果進入這種狀態很可能會復胖。

建立良好減肥心態的第四點：多接觸「減肥正能量」。

給大家講一個有意思的故事，其實胖瘦也能「傳染」。

我有一位女性學員，叫小織。小織大學畢業後到一家國企工作，沒兩年，人就一下胖起來了。之後，她用了各種方法去減肥，但是效果一直不好。

小織身高171公分，大高個兒，找我減肥的時候，體重72公斤。我幫她制訂了詳細的減肥方案，準備實施一段時間後看看她的減肥效果再做調整。但1周後我問她方案有沒有什麼問題時，她嘿嘿笑道：「雲老師，我還沒開始執行呢！」

後來，小織減肥一拖再拖。終於她下決心開始減了，可執行得不理想，體脂率雖有所降低，但速度比較慢。她後來自我檢討說，就是管不住嘴，減肥方案執行的程度可能都不到五成。

減肥這件事，找到好的方法很重要，但是最後有沒有效果，有多大效果，完全取決於減肥者的執行力度。

最後，小織減肥這件事乾脆不了了之，她慢慢也不提了。一直隔了大概三四個月，突然有一天，她跟我報告她的體重，說：「雲老師，我減下來了！體重輕了8公斤多啊！」

聽到這個消息我挺吃驚，一開始想，是不是什麼契機讓她下決心認真執行減肥計畫了？結果她說，減肥計畫早就不知道扔哪兒去了，她也沒有去刻意減肥，只是換了工作之後，僅僅幾個月人就這麼瘦了。

我問，是現在的工作比以前累得多？她說也不是。

我覺得奇怪，刨根問底後才明白小織是怎麼瘦下來的。原來這是一個典型的社交網路影響胖瘦的案例。

有比較成熟的研究發現，社交網路也可以影響一個人的胖瘦。簡單說，經常跟胖人相處，你就容易變胖，經常跟瘦人相處，你就容易變瘦。

有一項研究對12,000人進行了32年的追蹤調查，結果發現：如果你有某一位親戚朋友變成肥胖者，那你在2～4年內變成肥胖者的風險會增加171%。反過來也一樣，如果在往來密切的親戚朋友中有人減重，那麼你同樣也會增加減重的可能性。

小織在之前的工作單位，經常接觸的幾個同事都比較胖。大家平時在一起談論的話題總離不了吃，他們認為，不吃好，人生何談樂趣？在這種環境下，小織減肥的事就一次次被擱置下去了。

到了新的公司，小織的新同事都很瘦，他們的價值觀也跟小織以前的同事不同。小織說，來來往往的人身材都那麼好，自己覺得挺有壓力。以前覺得吃是件幸福的事，現在覺得漂亮和健康才是最幸福的事。

於是，她自然地開始節制飲食，平時還跟著同事一起做做運動，沒刻意減肥，人卻悄悄瘦了。

所以減肥的時候，一個好的環境也很重要。平時盡可能多跟減肥成功並且保持很好的人打交道，多和擁有健康理念的人交

流。環境，甚至有時候能成為減肥成功的關鍵。

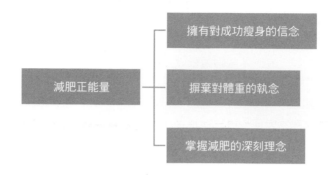

建立良好減肥心態的第五點：不是「要我減肥」，是「我要減肥」！

我希望想要減肥的人都能去思考一個問題，大家找我來減肥，是我要你減肥，還是你要減肥？

有些人減肥的時候會說：「這樣吃我做不到，那樣運動我做不到，怎麼辦？」沒什麼怎麼辦，做不到，減肥就只有失敗。

減肥好像社會競爭一樣殘酷與現實。完不成工作，就會被淘汰。減肥也沒有捷徑，美麗和健康要用汗水，甚至淚水來交換。

作為減肥專業人士，我也希望減肥方法能跟「1+1=2」一樣簡單。但是沒辦法，現實就是，減肥方法必須相對複雜才能有效。如果一種減肥方法過於簡單化，那只是哄你開心，不是真的關注你的胖瘦。

有研究發現，去醫院減肥門診減肥的人，成功率要遠低於自

主減肥的人。原因可能就是，去門診減肥，減肥者可能會有一種醫生「要我減肥」的心態，而自主減肥的人則帶有一種很強的「我要減肥」的驅動力。

第六點：警惕「減肥負能量」。

減肥的時候，可能產生很多負能量，對減肥有很大影響。比如，減肥不成功，給自己找理由；減肥初見成效，卻不敢相信。

很多人知道控制飲食對減肥最重要，但有的人說，我飲食控制得挺好，吃的東西已經很少了，可為什麼還不瘦呢？

那我要問，你真的少吃了嗎？

BBC過去有個關於減肥的紀錄片，講一名女性一直在減肥，每天只吃1,300千卡熱量的食物，但就是不瘦，她認為自己可能是新陳代謝慢。後來她去實驗室測了基礎代謝率，結果並不比普通人低。營養學家用雙標水法給她做了測試，終於發現，她每天實際攝入的熱量根本不是1,300千卡，而是3,000多千卡！

這種情況就叫，熱量攝入主觀低估現象。你覺得你吃得很少，但實際上吃得並不少。

在這方面有不少科學研究證據。很多營養流行病學研究發現，即便是對於接受過膳食記錄培訓的人來說，他們記錄自己的熱量攝入時，低估也屬普遍現象。

比如有一項為期一年的研究發現，受試者的熱量攝入量平均被低估20%。

還有的研究發現，年輕肥胖者對自己的熱量攝入低估比例高達47%。另一項研究報告稱，肥胖症患者的熱量攝入低估甚至達到53%！而且，還有很多研究都證實，女性比男性低估熱量的程度更高。

只要你沒瘦，那一定還是你吃得不夠少（前提是你有較高的體脂率）。

在我指導減肥的過程中，也遇到過非常多這類案例。減肥者總覺得自己吃得很少了，可就是不瘦，問我是不是有什麼特殊的原因。其實很簡單，就是你沒有意識到自己低估了熱量的攝入。

低估熱量攝入，其中一個重要的原因就是低估食物重量。還有各種醬料、調味料的熱量，很多人也沒將其計算在內。比如沙拉醬，100克的熱量就有700多千卡。很多人還不算水果蔬菜的熱量，其實這些東西加起來，熱量往往也不少。

第二種「減肥負能量」就是減肥初見成果，自己卻不相信。

我接觸過很多減肥者，他們用我的方法減了一段時間，效果不錯，有的瘦了3公斤，有的瘦了快5公斤，甚至更多，但是其中很多人不相信自己的「成績」，往往質疑：「我瘦了幾公斤，但估計減的是水分吧？」、「減的是不是都是肌肉呢？」

胖了，哪怕1公斤，大家都覺得自己是長了肥肉；瘦了，哪怕瘦了幾公斤，也覺得減掉的是水分，甚至是肌肉。這種心態，就是典型的「減肥負能量」，會嚴重影響減肥效果。

人體水分的增減，確實會表現到體重變化上，但是在減肥的時候，你只要執行到位了，體重下降減掉的一定不可能僅僅是水分。

還是那句話，減肥不要只看體重變化。但如果你體重下降了，腰圍也瘦了，那毫無疑問，你的脂肪肯定減少了。

還有些時候，減肥者懷疑減的都是肌肉。我不否認，減肥，確實有可能減掉一些肌肉，尤其是用極端飲食控制的錯誤方法。在減肥過程中，體重只要有明顯減輕，就不可能是只減了肌肉而沒減肥肉。

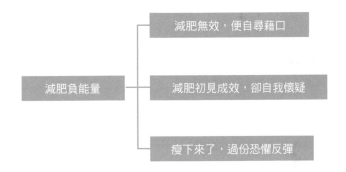

科學合理的減肥方法是要找到一種健康的生活方式，一種跟你的身體好好相處的生活方式。

健康的身體、充沛的精力、自信樂觀的心態，甚至良好的人際關係，都是合理減肥帶來的超越變美本身更大的收穫。

找到健康的減肥方法，瘦下來是自然而然的事。

比如我一般建議，減肥飲食要減少一半的鹽用量。相對低鹽的飲食，對身體健康很有好處。成熟的研究已經證實，高鹽飲食與高脂高糖飲食一樣，都是一種容易造成食物成癮的飲食方式。

一開始很多人不習慣，但是一個月下來，習慣了低鹽飲食，不知不覺少吃很多東西，人也會很舒服地瘦下來。

熬夜、壓力與肥胖的關係

　　很多人會問，減肥的時候應該如何安排睡眠時間？熬夜會不會導致發胖呢？還有人關注所謂「壓力肥」這件事。這一節，我們就講一講熬夜、壓力會不會讓人變胖。

　　首先，熬夜、壓力本身不會讓人發胖。比如熬夜，它不是讓人發胖的直接因素。我要再次強調，能直接讓人發胖的因素就是多餘的熱量。就算是我們都知道的激素胖，激素致胖的作用其實也是間接的，而直接的原因還是熱量盈餘。

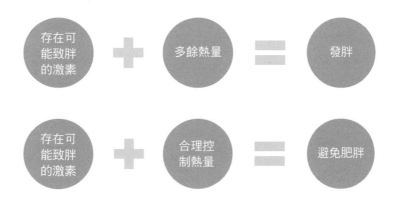

先説説激素胖。

我們都知道，糖皮質激素「會」讓人發胖（注意這個「會」，其實是「容易」，容易讓人發胖，但不是一定讓人發胖），但為什麼會讓人發胖，很多人不知道。我們簡單地認為，糖皮質激素就是讓人發胖的直接原因。

其實，糖皮質激素本身不會讓人發胖，如果沒有多餘的熱量，無論用多少糖皮質激素，人也不會胖。糖皮質激素讓人發胖的原因主要有三個，一個是糖皮質激素引起食欲增加，這可能是因為糖皮質激素抑制了下丘腦降低食欲的 CRF 神經元，同時激發了促進食欲的 NPY 神經元；另一個是，糖皮質激素可以讓很多組織中的解偶聯蛋白減少，這樣可能會減少身體的熱量消耗（我們之前講過，人還有一種消耗熱量的方式，就是把吃進去的食物熱量變成熱能散失掉，通俗地説，這個過程就需要解偶聯蛋白）；最後一個原因是，糖皮質激素會使部分身體前脂肪細胞發育成成熟的脂肪細胞（簡單地理解，就是會讓身體一些部位的脂肪細胞數量增多）。

我們發現，這三個原因，要麼是讓人增加食慾，要麼是讓人減少熱量消耗，再或者是增加人的脂肪細胞（也就是讓身體能容納更多的脂肪）。不管是三個原因中的哪一個，糖皮質激素讓人發胖都是間接作用。如果沒有多餘的熱量，人還是不會胖。

再看看下面的表，這是導致肥胖症的藥物及其作用機制。我們能發現，藥物致胖最主要的機制始終是圍繞熱量做文章的：要麼增加食慾，提高熱量攝入，要麼減少熱量消耗。

《導致肥胖症的藥物及其作用機制》

藥物種類	增加食慾	減少能量	消耗其他導致肥胖的機制
糖皮質激素	＋＋	＋	·促進脂肪細胞分化
抗糖尿病藥			
·胰島素	±	－	·合成代謝作用
·磺脲類	±	－	·清除尿糖
·噻唑烷二酮類	－	－	·促進脂肪細胞分化
抗精神病藥物			
·非典型抗精神病藥物，如氯氮平	＋＋	＋	－
·典型抗精神病藥物，如氟呱啶醇	＋＋	＋	－
抗抑鬱藥			
·三環類抗抑鬱藥	＋＋	＋	－
抗癲癇藥			
·卡馬西平	＋＋	－	－
·加巴噴丁	＋＋	－	－
β 受體阻滯劑			
·普萘洛爾	－	＋＋	－
內分泌藥物			
·孕激素類	＋	－	－
·他莫昔芬	？	？	？
其他			
·抗組胺藥	＋	＋	－
·賽庚啶	＋＋	－	－
·苯噻啶	＋＋	－	－
·氟桂利嗪	＋	－	－
·環磷醯胺	？	？	？
·5-氟尿嘧啶	？	？	？

可見，即便是藥物，也都不能直接導致肥胖。

我們進一步說說什麼是糖皮質激素，它跟減肥具體的關係如何。

糖皮質激素是一類激素，其中最主要的一種激素叫皮質醇。所以基本上可以說糖皮質激素就是皮質醇，兩者可以粗略地畫等號。

皮質醇是一種應激激素。什麼叫「應激」？就是身體受到了刺激，感受到了壓力。比如強度很大或時間很長的運動，就是一種刺激，一種應激源；情緒緊張，也是一種刺激，一種應激源。

應激激素，就是應對刺激的激素。身體一受到壓力，就會分泌應激激素來應對壓力。比如人一緊張，就會分泌腎上腺素，腎上腺素也屬於應激激素。

而皮質醇這種應激激素應對壓力最主要的方法，就是提高血糖和血壓。皮質醇怎麼讓血糖提高呢？一個相對主要的方式就是分解身體蛋白質，把身體蛋白質變成葡萄糖，這叫糖異生。

所以，粗略地講，高皮質醇基本上可以跟丟肌肉畫等號，它促進蛋白質分解，抑制蛋白質合成。而且，皮質醇導致的肌肉丟失，丟失的還主要是 II 型肌纖維，這類肌纖維的損失會讓肌肉的最大力量明顯降低。

當然，這是說高皮質醇，正常水準的皮質醇就沒事了。所以大家千萬不要一聽皮質醇丟肌肉，就把它妖魔化。皮質醇是一種我們必需的激素，我們要做的是盡可能不讓皮質醇長期過度升

高。

皮質醇抑制蛋白質合成，不僅僅對肌肉起作用，對膠原蛋白的合成也有抑制作用。所以，皮質醇長期很高，比如庫欣綜合症患者，因為膠原蛋白合成受到抑制，皮膚就會變得很薄。當然，庫欣綜合症患者肌肉量也會明顯減少，身體虛弱。

膠原蛋白合成受到抑制，毛細血管壁也會變薄，所以非常容易出現淤血。

另外，皮質醇過高，還會促進骨質流失，造成骨質疏鬆。

皮質醇與胖瘦又有什麼關係呢？

首先，皮質醇不是讓人變胖的直接原因，這一點剛才已經講過了。但是，皮質醇可能間接地讓人發胖。而且，高皮質醇還容易讓人丟肌肉，肌肉少了，基礎代謝率降低，就更不利於控制體重了。所以，皮質醇水準長期較高，不利於減肥。

如何不讓皮質醇水準長期過度升高呢？對健康人來講，一個就是注意保持血糖，不要讓身體長期處於低血糖狀態。血糖一低，對人體來說就是一個應激壓力。另外，不要過量運動。適量運動有益健康，但過量則有害。最後，保持心理健康，避免長期處於情緒壓力狀態下，這也是穩定皮質醇水準的一個重要方法。

說回熬夜和壓力。現在我們知道了，這兩件事都不會直接讓人變胖。但是，熬夜和壓力確實不利於減肥，原因還是跟皮質醇有關係。

熬夜的時候，一方面，人體對糖類物質的消耗可能會增多，導致血糖跟不上；另一方面，該睡覺的時候不睡覺，也會對身體產生應激壓力。血糖低、有壓力，都是皮質醇升高的原因。所以，理論上講，熬夜確實不利於皮質醇保持一個相對低的水準。

高皮質醇會導致身體特殊位置肥胖，比如臉部、內臟部位等，而且很可能是不可逆的。

再從行為變化上來説，熬夜，人容易餓，就會去吃夜宵；壓力大的時候，人也很容易用吃東西的方式來緩解壓力。

總結一下，熬夜、壓力，這些事本身不會直接讓人變胖，但是它們很可能間接地使人容易變胖。所以還是那個觀點，想要減肥，良好的心態、健康的心理是很重要的。

減肥的心理訓練

上一節我們講了壓力和減肥的關係。如果你真的有壓力性進食問題，那麼除了盡可能找到壓力源，解決問題、緩解壓力，還有什麼其他方法嗎？

這一節我就教大家一種心理放鬆的方法，當我們平時覺得壓力大，或在減肥過程中食慾突然高漲的時候，做做這種放鬆訓練，一般可以很好地控制壓力、防止解食慾陡增。如果有暴食問題，建議每天早晚各做一次放鬆訓練，可以獲得意想不到的效果。

這種放鬆訓練的方式有點像瑜伽冥想，也有點像心理輔導，有些讀者可能會覺得這東西沒什麼稀奇，甚至有點「傻」，但是，它很有效。

開始吧。如果你在家，有時間，而且環境安靜，你可以舒服地坐著或者躺著跟我來訓練；如果你現在沒有條件，可以跟著我的引導，身體和內心盡可能去配合，感受這種放鬆。

一開始，你要跟著我的引導訓練。學會之後，你就可以自己訓練了。注意，內心一定要配合身體去體會放鬆、平靜的感覺。

如果在訓練的同時播放舒緩的音樂，效果會更好。

好，首先找一把舒服的椅子，或一個沙發，或一張床，以自己覺得最舒服、最放鬆的姿勢坐著或者躺著，腿最好不要伸直，膝蓋稍微彎曲。如果平躺，建議膝關節下面墊一個枕頭。同時，關閉手機之類的設備，避免受到外界的干擾。

坐好、躺好後，先用鼻子慢慢地、深深地吸一口氣，吸滿，然後屏住呼吸，不要把氣吐出來。心裡默默地數數，可以數到10、15或者20，總之，數到你憋不住氣為止。然後，嘴巴微微張開，慢慢地吐氣，把剛才吸滿的氣全部吐出去，同時也把你所有負面的想法、煩心事都從身體裡吐出去，丟掉，丟掉，丟掉，內心進入深深的平靜。

這個呼吸放鬆的過程重複3次。注意，一呼一吸都要均勻緩慢。

認真重複3次呼吸放鬆之後，我們一般都能夠進入一個比較放鬆、平和的狀態。如果此時還覺得不能放鬆，那麼就再重覆一次。總之，多做這種訓練，讓自己學會快速進入放鬆狀態，直到最後，我們能夠一想到「放鬆」，就進入狀態。

繼續進行深度放鬆。跟著我的引導來做，平靜地感受身體的狀態。

感覺你的雙腳正在變得越來越放鬆，這種放鬆的感覺從你的腳尖慢慢地、緩緩地向上傳遞到腳踝、小腿、膝蓋、大腿，你的整條腿都完全放鬆了。好，此時大腿放鬆的感覺越來越明顯，繼

續傳遞到你的胯、腰、肚子，繼續往上，你的上腹、胸部、後背也都進入了深度的放鬆狀態。

放鬆的感覺傳遞到你的肩膀，沿著肩膀傳遞到大臂、雙肘、小臂、雙手，一直到指尖。你感覺全身都很放鬆，好像要飄起來一樣。注意感受這種平靜。

放鬆的感覺繼續往上傳遞，經過你的脖子、喉嚨、下巴、面部、頭頂、頭皮，都感覺到深深的放鬆。平靜的感覺好像一種能量，流遍全身。你的全身和你的內心都非常平靜、安寧和放鬆。

好，放鬆訓練已經結束，現在我們開始進入積極的心理暗示部分。

從5開始倒數。5，你開始在心裡默念：高脂肪、高熱量飲食會讓我變胖，我拒絕任何高脂肪、高熱量的食物；低熱量健康飲食會讓我變瘦、變美，我必須要吃低熱量健康的食物。

繼續倒數，4，在心裡默念：我是一個積極快樂的人，壓力對我來說不算什麼，我能很好地控制我的食慾，任何時候我都不會多吃。

繼續倒數，3，健康飲食能滿足我的食慾，我不會覺得餓，不餓的時候我完全能做到不吃任何東西。

繼續倒數，2，我喜歡運動，喜歡活動，喜歡步行、騎車、爬樓梯，我喜歡走出家門，我喜歡離開沙發，我喜歡接受陽光。運動和活動一定會讓我快樂，讓我健康，讓我變美。

繼續倒數，1，我的贅肉會一天天減少，體重逐漸減輕，我一定會越來越健康，越來越漂亮，越來越快樂。

　　現在再從1數到5，1，2，3，4，5，睜開眼睛，坐起來，你會感覺精神飽滿、心情愉悅、充滿活力。

　　這就是我們放鬆訓練的全過程。

　　開始的時候可能需要比較長的時間才能放鬆下來，後來會逐漸掌握技巧，甚至只要想到「放鬆」，就可以在大多數情況下放鬆下來。

　　心理暗示一般要在放鬆之後進行，效果更好。比如我們突然想要吃不健康的食物，或者說犯懶不想運動了，這時候也可以做一次吸氣—憋氣—吐氣的訓練，讓自己儘量放鬆，然後進行心理暗示，一般也會有不錯的效果。

　　順便說一句題外話。減肥的時候，樹立信念非常重要。有堅定的信心，認為減肥一定能成功，那往往就會有比較好的結果。

　　一定要把腦子裡關於減肥的負面資訊清理掉，不去焦慮「萬一減不下來怎麼辦」「我一直胖下去怎麼辦」，要相信自己一定可以瘦下來。

　　只要是健康者，就沒有瘦不下來的身材。我指導過的減肥者或者增肌者中，有很多人在沒瘦下來或者沒練出肌肉之前，覺得變成「女神」「男神」好像做夢一樣，是不可能的事；但是成功之後，驚訝的同時也發現自己比想像的更強大，完全可以掌控自己的身材。

包括放鬆訓練在內的心理訓練，能幫我們樹立信心，堅定信念，所以大家一定不要嫌麻煩，堅持訓練，必有好處。

對抗饑餓感的「終極方法」

這一節講如何使用心理學的方法對抗饑餓感。

這些方法屬於減肥的行為干預方法，是心理學的範疇。什麼叫行為干預方法呢？簡單說就是通過一些特殊的行為，讓你達到對抗饑餓的目的。

我的方法主要包括以下幾條：

- 使用小盤子、小碗、小飯盒這些小餐具來盛食物。

- 小口吃飯。原來的一口，現在分成2～3口來吃。

- 每口食物咀嚼35～39次再咽下。當然，遇到流食或者實在嚼不了那麼多次，也不用教條，但要儘量多咀嚼。

- 只要嘴裡有食物，就放下餐具，清空兩隻手。完全咽下上一口食物以後，再吃下一口。

- 吃飯的時候，注意力專注在咀嚼和食物味道上，並且不能同時看書、看電視或者聽音訊內容。

這幾條對抗饑餓感的行為原則，我以前講「雲氏戒律」的時

候講過，這裡我再詳細地講一下其中的原理。

先問你一個問題。你覺得，用小碗吃飯吃得多還是用大碗吃飯吃得多？

答案是大碗。同樣都是吃飽了算，小碗吃飯會比大碗吃飯少吃不少東西。

換小盤子、小碗吃飯，就是一個減肥的行為干預。這種方法有明確的、成熟的研究作為支撐，其中最經典的實驗就是無底湯碗實驗。

這個實驗是這樣的：研究人員給受試者喝湯，但是擺在桌子上的碗是被做了手腳的，這只碗下面有根管子，受試者喝掉一部分湯之後，通過這根管子會偷偷往碗裡續湯。也就是說，這碗湯其實永遠也喝不完，但喝湯的人不知道。

實驗結果發現，都是喝飽了就停下，用「正常」碗喝湯一碗就飽，用這只特殊的碗喝湯的人要比平時多喝很多，才會覺得飽。

所以，我們吃飯的時候，是不是飽了跟視覺信號有關。大腦會自然地關注碗裡還剩多少，決定我們要不要停止進食。用小碗吃飯，大腦會覺得我們吃得很多，從而更快產生飽腹感。而用大碗吃飯則相反，我們容易吃得多還不覺得飽。

大家平時吃飯的時候，完全可以用小餐具，這樣非常有利於控制進食量，幫助減肥。

再講講小口吃飯和增加咀嚼次數為什麼能幫助我們對抗饑餓感。

每一口食物都要咀嚼35～39次才能咽下，這種方法最早是一位日本學者提出的。增加咀嚼次數會產生明顯的減肥效果，這後來也被很多學者驗證過，目前已經是一種成熟的減肥行為療法了。

咀嚼行為本身會給大腦一個飽腹感信號，咀嚼次數增加，有助於傳遞更多的飽腹感信號，讓我們少吃。

另外，增加咀嚼次數可以放慢進食速度，而放慢進食速度本身也是一種有效的讓人自然少吃的方法。

因為我們從開始吃東西，到大腦產生足夠的飽腹感信號停止進食，需要一段時間。在這段時間裡，吃得慢，可以少吃一些東西，如果狼吞虎嚥，就會多吃很多東西。這是其一。其二，快速進食，一口接一口地吃，刺激大腦產生的愉悅感會疊加和放大，讓你吃得更快、更多，甚至停不下來。

很多人會發現，狼吞虎嚥吃東西很過癮、很爽，就是這個原因。

心理學中有一個比較經典的實驗。給一隻老鼠的大腦某區域接一個電極，老鼠自己可以控制開關，它一觸動開關，電流就刺激它的大腦，讓它產生強烈的欣快感。於是，這只老鼠不停地觸動開關，一次又一次，不停歇地享受能輕鬆獲得的欣快感，很快這只老鼠死掉了。

老鼠為什麼死了？關鍵是「停不下來」。這不是老鼠的錯，如果欣快感能夠很簡單而快速地獲得，那誰都停不下來。

我們都熟悉的各種視頻 App，之所以能讓我們上癮，原理也類似。每一條短視頻都能讓你快速地幾乎零成本地獲得一次愉悅體驗，下一條視頻永遠是唾手可得，你很難停下來，時間就這麼過去了。

食物也會給我們提供欣快感，每吃一口，都是一次愉悅的體驗。所以很多人吃飯狼吞虎嚥，吃得很爽，根本停不下來，結果就是在很短的時間裡吃掉很多東西。另外，通過吃獲得的欣快感太強烈，對於有些人來說，甚至會對這種欣快感產生依賴，進而就可能導致食物成癮問題。

如果你平時壓力大，又沒有緩解壓力的其他方法，就很容易用進食快感來緩解壓力，可能進一步引起暴食行為，甚至引發暴食症（當然，上面說的都是一種可能，不代表有因果關係，暴食症的成因現在還沒有統一的結論）。

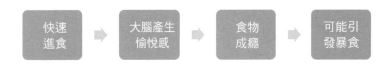

所以，如果說小視頻「偷走」了我們的時間，那麼我們怎麼避免讓飲食「偷走」我們的好身材，甚至健康呢？那就是：放慢進食速度。

我們吃東西追求健康、美味，但是千萬不要追求吃得爽，吃得過癮。品嘗食物美味是一種優雅和幸福的體驗。狼吞虎嚥固然舒服，但是畢竟會帶來很多壞處。所以我們要培養放慢進食速度的習慣，專注品嘗食物，而不是填塞食物。

　　關於放慢進食速度，我最後再給大家介紹一個有趣的可以自己在家做的小實驗。

　　大家平時嗑瓜子都怎麼嗑？一顆瓜子吃進嘴裡，還在咀嚼，就伸手去抓另一顆做準備了。是這樣吧？於是很多人發現，嗑瓜子真的是停不下來。如果換另一種方法：一顆瓜子吃進嘴裡，咀嚼20次左右再咽下；同時，只要嘴裡有瓜子，就不去抓新的瓜子，清空你的雙手。用這種方法嗑瓜子，你可以試試，看跟用日常方式嗑瓜子有什麼差別。

　　最後，專注吃飯也很重要。有明確的研究發現，吃飯的時候看電視，飽腹感信號會被干擾，人很難正常產生飽腹感。反過來說，吃飯時把注意力集中在咀嚼和食物上面，人會更快產生飽腹感，早點吃飽，早點停下來。

　　上面提供的幾條飲食行為建議，希望大家給予重視。這些方法看似簡單，但若用得好，真的可以變成減肥的「倍增器」。我有不少學員僅僅做到了其中的兩三條，人就輕鬆地瘦下來了。

　　減肥是個系統工程，以前人們很少關注到心理這個層面。從現在開始，你要懂得，肥胖很多時候是個「心病」，調整心態，培養健康的心理和行為，才是減肥的正確開啟模式。

參考文獻：

[1] Lew EA，Garfinkel L. Journal of Chronic Diseases. 1979，32. 563-76.

[2] Noppa H，Bengtsson C，Wedel H，Wilhelmsen L. American Journal of Epidemiology. 1980，111. 682-92.

[3] Adams KF，Schatzkin A，Harris TB，et al. The New England Journal of Medicine. 2006，355. 763-78.

[4] Stevens J，Keil JE，Rust PF，et al. The New England Journal of Medicine. 1998，338. 1-7.

[5] Colditz GA，Willett WC，Rotnitzky A，Manson JE. Annals of Internal Medicine.1995，122. 481-6.

[6] Batty GD，Shipley MJ，Jarrett RJ，et al. Internal Journal of Obesity（London）. 2005，29. 1267-74.

[7] Hu FB，Willett WC，Li T，et al. The New England Journal of Medicine. 2004，351，2694-703.

21 天減 3.6 公斤——
你的減肥「萬能食譜」

全食減肥法為什麼好用？

這一章，我正式給大家介紹全食減肥法。

這套減肥法從 2017 年開始在我的線上、線下減肥班裡使用，截至目前，已經在約 40,000 人身上檢驗過，後期跟蹤調查顯示效果非常好。從統計的資料上看，使用者在 21 天裡，平均減重 3.1 公斤，腰圍平均減少 4.8 公分！

關於全食減肥法，我在前兩章已經做過一些介紹。這是一套以飲食控制為主的科學合理的減肥方法，它符合科學減肥的幾個標準，能持續使用，而且可以培養健康的生活方式，使使用者變成易瘦體質。

全食減肥法，除了科學、合理、健康之外，還有以下幾個特點。

- 區分不同減肥者的具體情況，按照性別和體重區間給出食譜，更有針對性。

- 易操作，不管自己做飯還是外食，都可以使用。

- 飲食飽腹感強，減肥不挨餓。

- 不用計算熱量。

- 新創減肥效果的監控方法，體脂秤可以「扔掉」了！

- 強化幾種營養素攝入量，減肥期間不丟失肌肉。

- 運動量要求較少，適合運動「困難者」。

全食減肥法的使用非常簡單，只有兩步：

第一步，根據自己的性別、體重區間，來找到適合自己的食譜；第二步，加工或者購買現成的食物來吃。

也就是說，**全食減肥法其實就是簡單地照著書裡給出的適合你的食譜去吃就可以了**。食譜中食物種類非常齊全，雖然叫減肥食譜，但其實跟日常的飲食差別不大，完全可以長期使用。

在一開始使用全食減肥法的時候，要嚴格按照食譜的要求去吃，包括食物種類、飲食量、加工方式。這樣，不但在減肥期間能達到減肥效果，而且因為養成了健康的飲食習慣，所以在減肥成功後，即便恢復正常飲食，也不容易胖起來了。

在運動和活動方面，全食減肥法要求很簡單，每天只需要增加30分鐘中等強度的有氧運動，方式不限，比如慢跑、騎自行車、跳有氧操，以及做橢圓機、划船機等都可以。平時不愛運動的人，可以培養一種體育運動作為愛好，比如打乒乓球、網球、羽毛球等。

有的讀者可能不知道如何衡量中等強度，我教大家一個簡單實用的技巧。在運動的時候說話，如果語句順暢，一點也不喘，那說明運動強度還不足；中等強度是在運動時稍微有點氣喘，不能順利說完一個完整長句的強度。

《全食減肥法（以少量運動作為輔助）運動說明》

中等強度運動的主觀感受	運動時稍微有點喘，不能順利說完一個完整長句
方式不限	比如慢跑、騎自行車、跳有氧操，以及做橢圓機、划船機等，或者進行乒乓球、網球、羽毛球等球類運動
運動時長	理想情況，只需每天30分鐘（可分幾次完成），循序漸進養成習慣即可

全食減肥法在活動方面的要求是，每天只需額外增加60分鐘步行即可，而且可以分幾次完成，更便於減肥者充分利用平時的碎片時間，比如上下班少坐交通工具選擇步行、上下樓少坐電梯選擇爬樓梯等。

你的減肥「萬能食譜」

全食減肥法的「萬能食譜」分男性、女性兩份，在每一種性別下又分成不同的體重區間。

《全食減肥法女性食譜》

	體重 50公斤 以下	體重 50～60 公斤	體重 60～70 公斤	體重 70～80 公斤	體重 80～90 公斤	體重 90公斤 以上
早餐	雞蛋1個、蛋白2個、1份奶、1份主食	雞蛋1個、蛋白2個、1份奶、1份主食	雞蛋1個、蛋白2個、1份奶、1份主食	雞蛋1個、蛋白2個、1份奶、1份主食	雞蛋1個、蛋白2個、1份奶、1份主食	雞蛋1個、蛋白3個、1份奶、1份主食
加餐	堅果10克、優酪乳100毫升	堅果10克、優酪乳100毫升	堅果10克、優酪乳100毫升	堅果10克、優酪乳100毫升	堅果10克、優酪乳100毫升	堅果10克
中餐	肉類100克、蔬菜200克、1份主食、植物油1小勺、1份豆類	肉類105克、蔬菜200克、1份主食、植物油1小勺、1份豆類	肉類155克、蔬菜200克、1.5份主食、植物油1小勺、1份豆類	肉類155克、蔬菜300克、1.5份主食、植物油1小勺、1份豆類	肉類180克、蔬菜300克、2份主食、植物油1小勺、1份豆類	肉類200克、蔬菜300克、2份主食、植物油1小勺、1份豆類
加餐					蛋白2個	蛋白2個

	體重50公斤以下	體重50～60公斤	體重60～70公斤	體重70～80公斤	體重80～90公斤	體重90公斤以上
晚餐	蔬菜400克、水果200克、植物油1小勺、1份主食、蛋白2個	蔬菜400克、水果200克、植物油1小勺、1份主食、蛋白2個	蔬菜400克、水果200克、植物油1小勺、1份主食、蛋白2個	蔬菜400克、植物油1小勺、水果200克、1份主食、蛋白2個	蔬菜400克、植物油1小勺、水果220克、1份主食、蛋白2個	蔬菜400克、植物油1小勺、水果250克、2份主食、蛋白2個
飲水	1700毫升以上	1800毫升以上（大約相當於6罐易開罐以上）	1800毫升以上（大約相當於6罐易開罐以上）	1800毫升以上（大約相當於6罐易開罐以上）	1800毫升以上（大約相當於6罐易開罐以上）	1800毫升以上（大約相當於6罐易開罐以上）
鹽	4克	4克	4克	4克	4克	4克

《全食減肥法男性食譜》

	體重60～70公斤	體重70～80公斤	體重80～90公斤	體重90～100公斤	體重100公斤以上
早餐	雞蛋1個、蛋白2個、1份奶、1份主食	雞蛋1個、蛋白2個、1份奶、1份主食	雞蛋1個、蛋白2個、1份奶、1份主食	雞蛋1個、蛋白2個、1份奶、1份主食	水果130克、雞蛋1個、蛋白2個、1份奶、1份主食
加餐	堅果10克	堅果10克	堅果10克	水果150克、堅果10克	水果150克、堅果10克

	體重 60 ～ 70 公斤	體重 70 ～ 80 公斤	體重 80 ～ 90 公斤	體重 90 ～ 100 公斤	體重 100公斤 以上
中餐	肉類130克、蔬菜200克、1份主食、植物油1小勺、1份豆類	肉類135克、蔬菜200克、1份主食、植物油1小勺、1份豆類	肉類180克、蔬菜200克、2份主食、植物油1小勺、1份豆類	肉類185克、蔬菜500克、2份主食、植物油1小勺、1份豆類	肉類230克、蔬菜500克、2份主食、植物油1小勺、1份豆類
加餐		水果200克	水果200克	水果200克、蛋白2個	水果200克、蛋白2個
晚餐	蔬菜400克、植物油1小勺、水果200克、1份主食、2個蛋白	蔬菜400克、植物油1小勺、水果150克、1份主食、2個蛋白	蔬菜400克、植物油1小勺、水果150克、1.5份主食、2個蛋白	蔬菜400克、植物油1小勺、水果150克、2份主食、2個蛋白	蔬菜500克、植物油1小勺、水果200克、3份主食、2個蛋白
飲水	1700毫升以上	1800毫升以上（大約相當於6罐易開罐以上）	1800毫升以上（大約相當於6罐易開罐以上）	1800毫升以上（大約相當於6罐易開罐以上）	1800毫升以上（大約相當於6罐易開罐以上）
鹽	4克	4克	4克	4克	4克

《備選食材表》

水果：蘋果、梨、桃、柳丁、橘子（金橘除外）、櫻桃、葡萄、柚子、鳳梨、芒果、甜瓜、木瓜、楊桃、楊梅、西瓜、火龍果、枇杷、草莓、藍莓、水蜜桃、杏、百香果、哈密瓜	

蔬菜：番茄、小番茄、甜椒、青椒、黃瓜、小白菜、油菜、甘藍、菜花、芹菜、生菜、空心菜、蘆筍、萵筍、芥藍、鮮香菇或水發香菇、青花菜、洋蔥、菠菜、冬瓜、櫛瓜、茄子、苦瓜、白蘿蔔、水蘿蔔、綠豆芽（黃豆芽除外）、所有綠葉蔬菜、韭黃、草菇、秀珍菇、蘑菇、極少量紫菜（作為調味料使用）、球莖甘藍、絲瓜、香椿芽、水發木耳或鮮木耳、少量蔥薑蒜（作為調味使用）	
肉類：雞胸肉、鴨胸肉、火雞胸肉、純瘦羊里肌、純瘦牛肉（里肌、前後腱；牛排不可以）、龍利魚、巴沙魚、鯉魚、鯽魚、鱔魚、鮮蝦仁、速凍蛤蜊肉、速凍扇貝肉、帶殼鮮蛤蜊（100克帶殼鮮蛤蜊=40克蛤蜊肉）、帶殼鮮扇貝（100克帶殼鮮扇貝=35克扇貝肉）、所有動物血、牛肚、羊肚、火雞腿、鯛魚、即食雞胸肉、即食水浸鮪魚	
堅果：各種混合堅果，不可油炸、包糖、加奶油等深加工	
1份奶=牛奶250毫升、優酪乳200毫升	註：1份奶指其中的任意一種
1份豆類=25克黃豆豆漿（只能是25克黃豆自製豆漿，25克為乾黃豆量）、60克板豆腐、100克嫩豆腐、30克雜豆煮粥（綠豆、紅豆、花豆、扁豆、四季豆）	註：1份豆類指其中的任意一種
1份主食=白米飯100克、30克糙米煮粥、30克小米煮粥、35克玉米糝煮粥、紅薯110克、紫薯110克、馬鈴薯120克、燕麥片35克、普通大南瓜500克、芋頭120克、山藥170克、藕120克、一段長約15公分的新鮮玉米（水果玉米、糯玉米皆可）	註：1份主食指其中的任意一種
可用的調味料：鹽、少量味精、醬油（包括老抽）、醋、零脂肪沙拉醬、少量辣椒粉、少量胡椒粉、少量孜然粉、極少量紫菜	

　　大家按照自己的性別和體重區間，找到適合自己的飲食內容就可以了。如果你的體重是整數，比如正好是70公斤，那麼選擇60～70公斤或70～80公斤的食譜都可以。

食譜當中的食物就是一天的全部飲食。其中的「水果」「蔬菜」「肉類」等指哪些果蔬或肉,參看「備選食材表」;食譜當中的「1份」指什麼,也在「備選食材表」中註明了。

有了這份食譜,我們就知道,要想獲得適合自己的、科學的、合理的減肥效果,每天都應該吃些什麼。剩下的,就是加工食物或者買現成的食物來吃了。

全食減肥法也是一種「不開伙」減肥法。也就是說,它對食物的加工要求非常靈活,用現成的即食食物,完全可以滿足食譜的要求。即使不做飯的人,也能使用。

我來說一下食譜使用時的注意事項。

1. 食物的加工方式不限制,但是油的使用是有限制的,所以諸如油炸這類不健康的加工方式是不可取的。

我在下一節裡會推薦一些食物的加工方法和技巧。比如一勺油,用不沾鍋清炒一鍋菜足夠用了,不沾鍋也可以用來煎食物,同樣不需要放很多油。

2. 有的人可能會問,能不能用別的熱量差不多的食物替代食譜裡的食物?答案是:**食譜以外的東西都不要吃!**

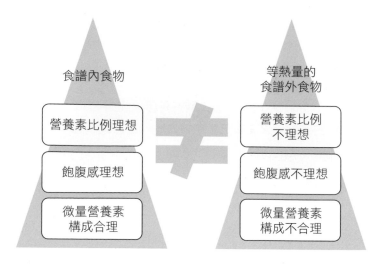

食譜內食物　　　　　　　等熱量的
　　　　　　　　　　　　食譜外食物

營養素比例理想　≠　營養素比例
　　　　　　　　　　不理想

飽腹感理想　　　　　飽腹感不理想

微量營養素　　　　　微量營養素
構成合理　　　　　　構成不合理

　　想要有好的減肥效果，一定要嚴格執行，尤其注意細節。有
的人特別喜歡自己變通，覺得這樣差不多吧，那樣沒區別吧，其
實，就是這一次次的變通可能就讓你的減肥失敗了。沒有嚴格要
求，減肥永遠無法徹底成功。

　　食譜裡的食物不能替換，是因為每一種食物都有很多屬性，
不但要考慮熱量、飽腹感指數，還要考慮脂肪、碳水化合物、蛋
白質、膳食纖維和各種微量營養素的含量。比如，食譜裡沒有海
帶，就是怕你真的把海帶當菜吃，吃太多，最後導致碘過量。成
年人每天攝入600微克碘就過量了。

　　比如食譜裡的蛋白，它的特殊蛋白質構成非常有助於提供飽
腹感。如果用肉類或者奶類代替，就沒有這種效果了。所以，大
家不要替換食物。

3. 使用這個食譜的初期，要嚴格秤重，按照要求的重量來吃，這一點非常重要。大家千萬不要嫌麻煩，不要自己估算重量，很容易出現大的誤差，影響減肥效果。

其實秤重並不麻煩，秤一段時間後你就基本能做到心裡有數了，甚至以後出去吃東西，都能較準確地估算吃了多少，對以後持續減肥和保持體重非常有用。

4. 很多人一看到食譜就去算熱量，算出來多少的都有。首先，你的食物熱量資料不一定準確，很多 App、網上的資料都有問題；其次，食譜設計的熱量與你吃進去的熱量是兩回事。食譜熱量的設計是根據營養學的科學統計資料做了預先調整的，並不是說食譜的量就是你吃了的量，你吃得再嚴格，還是會有誤差，這些誤差食譜都預先考慮到了。

5. 一天之內所有的食物就是食譜裡列的那麼多，至於怎麼分配到三餐或者五餐之中，都是靈活的。食譜只是建議搭配。比如如果你晚上比較容易餓，就可以白天少吃點，把食物份額留給晚上多一些；如果加餐不想吃或者吃不下，也可以留著餓的時候再吃。

6. 使用全食減肥法，食譜看著好像東西不多，一吃發現還真吃不下。所以老有人問，如果吃不下的話能不能剩？儘量不要剩，實在吃不下，蔬菜可以剩一些，主食、肉類、水果、蛋類一定要優先保證。但注意，一頓飯吃飽了就要停下，剩下沒吃完的份額可以留到餓的時候再吃。

7. 使用全食減肥法，自己做飯或者帶飯是最理想的。有些上班族中午吃餐館，早晚自己做，那中午可以簡單帶點奶類、麥片、水果、雞蛋這些東西吃，早晚再吃需要複雜加工的肉和菜。總之，一定要盡最大努力自己做飯或帶飯。

其實在食譜當中，蛋、奶、堅果、水果都很容易買到，或即食的，或方便攜帶的。主食中，也有很方便加工的，比如燕麥；或者像玉米、番薯這類主食，在便利店、餐館也很容易買到。蔬菜，我們可以買輕食沙拉。但注意，吃的時候不要放沙拉醬或任何濃稠的醬料，只能放一點油醋汁或者零脂肪沙拉醬。這些調味料味道很好，熱量還特別低，非常適合減肥的時候吃。至於肉類，如果不能自己做的話，可以買即食雞胸肉或者水浸金槍魚，非常方便，口味也不錯。

8. 食譜裡面有雞蛋，也有蛋白，注意這是兩種東西。蛋白僅僅指蛋清，蛋黃是不吃的。

9. 食譜中除了米飯、即食肉等之外，標註的都是生食材的重量。尤其肉類，只有即食肉是指熟的，剩下的都是指生肉，要去稱生食材的重量。而且要注意，吃即食肉的話，分量只能吃食譜中標註肉類分量的一半。也就是說。假如食譜中要求吃100克肉類，那吃即食肉就只吃50克。

10. 有些減肥者低血糖，平時感覺不出來，減肥的時候吃得少就有反應。如果在使用全食減肥法過程中出現明顯的低血糖反應，就要增加飲食，從1份主食開始增加，直到沒有明顯低血糖反應為止。

11. 所有食材標註的都是可食用部分的重量，不包括皮、核、骨等不能吃的部分。

絕大多數食材說明	米飯說明	即食肉說明
重量是指生重，和可食部分重量（不含皮、核、骨）	重量是指米飯重量，不是指米重量	選擇即食肉時，食用量為生肉量的一半（例如：100克生雞胸肉 = 50g即食雞胸肉）

12. 進餐時間沒有嚴格規定，加餐是在上午和下午，不餓的話，加餐的食物份額可以留到餓的時候吃。

13. 任何蜂蜜、紅糖、黑糖等都不可以吃。

14. 自己泡的茶可以喝，沒有暴食問題的人，黑咖啡可以適量喝。

15. 建議每週吃2～3次動物血或純瘦牛羊肉，有助於女性補鐵。牛羊肉必須是純瘦的，不能有任何看得見的肥肉。

16. 牛奶選擇純牛奶、脫脂牛奶都可以，但不可以選擇奶粉。

17. 有食物過敏的人要諮詢醫生，注意食物的選擇。

18. 酒、有熱量的飲料都不可以喝，但做菜時可以使用少量啤酒、紅酒。零卡飲料可以喝。

19. 要儘量多樣化選擇食物，只要有條件，不要經常只吃固定的幾種食物。

20. 水果只能是鮮果，不可以吃乾果、蜜餞等。自己可以榨果汁，但不能加任何東西，而且需要把果渣也喝掉。榨果汁效果不如吃水果。

21. 作為調味料，蔥、薑、蒜可以適量加，但也不能加太多，尤其是蒜。調味料不要是濃稠的，如沙拉醬、芝麻醬、花生醬、肉醬、辣椒醬等不能吃。

22. 全食減肥法只適合健康人使用，有疾病風險或基礎疾病的人群，需要諮詢醫生獲得許可後才可以使用。

我們再說一下有食物過敏的人或素食者應該如何使用全食減肥法。

	過敏食物	替換方法
有食物過敏的人	牛奶（過敏或乳糖不耐症）	乳糖不耐症者可以選擇優酪乳，消化乳糖能力過低者可以選擇豆漿或4個蛋白替代「1份奶」
	雞蛋	雞蛋過敏者，4個蛋白可改成45克肉類或15克蛋白粉；45克肉類可替換1個雞蛋 蛋奶素食者6個蛋白＝100克肉類
蛋奶素食者		6個蛋白＝100克肉
純素食者		130克豆腐或25克大豆蛋白粉＝100克肉類

最後，使用全食減肥法吃東西的時候還有一個要求，就是認真使用飲食技巧，詳見第二章。

減肥食譜也可以做得很好吃

　　有些減肥者看到食譜裡的食材,不知道怎麼加工,本節就給大家建議幾種簡單實用的方法。當然,大家要舉一反三,不要拘泥。實際上我們的食材組合在一起,完全可以做出很好吃的東西。

　　我將加工方法分成五大類:清炒類、蒸類、煮類、煎類、涼拌類。

清炒類

〔苦瓜炒牛肉〕

1. 牛肉用肉錘敲幾下,這樣會比較嫩,然後橫切片(逆著肉的紋理切)。

2. 用薑絲、醬油和一點料酒將牛肉醃10分鐘。

3. 苦瓜切片,用鹽水泡一會兒,然後擠去水分備用。

4. 取平底不沾鍋,放一勺植物油,用蔥、薑、蒜熗鍋,放牛肉片翻炒,變色後放苦瓜片,翻炒幾下至熟後加入鹽、雞精等調味料即可。

牛肉的炒法很多，芹菜炒牛肉、彩椒炒牛肉、洋蔥炒牛肉都可以。「備選食材表」裡的牛肉、羊肉、雞胸肉，都可以這樣炒著吃。

〔番茄滑炒雞胸肉〕

1. 雞胸肉切成薄片，用鹽和一點胡椒粉，加一勺水抓勻，醃5分鐘。

2. 番茄切成塊。

3. 取平底不沾鍋，放一勺植物油，油熱後放雞胸肉片翻炒至變色。注意火不要太大。

4. 加入番茄塊，轉大火翻炒。炒出汁後，加入鹽、雞精，倒入小半碗水燜一會兒，直到湯汁濃稠就可以關火盛盤了。

〔清炒蝦仁〕

1. 冰凍蝦仁解凍，用鹽和料酒醃15分鐘。

2. 取平底不沾鍋，放一勺植物油，下蒜片、薑絲爆香，放芹菜或黃瓜翻炒（水分比較多的菜都可以配炒）。

3. 放入蝦仁，炒熟出鍋時加點鹽就可以了。

　　其實青菜炒得好也很好吃，比如油菜用蔥、薑、蒜熗鍋，放點蝦皮大火翻炒，味道很不錯。大家打開思路。

蒸類

〔清蒸魚〕

1. 魚用醬油、料酒、蔥段、薑片、胡椒粉、鹽及一點植物油醃30分鐘。

2. 上鍋蒸20分鐘左右就可以了，出鍋後可以加一點蒸魚醬油。

(「備選食材表」裡的魚基本都可以用這種方法蒸著吃。)

煮類

〔涼拌雞絲〕

1. 雞胸肉用肉錘敲打之後加蔥、薑和一點啤酒煮，煮熟後撕成絲。

2. 加一小勺香油、一點蒜泥、薑絲、鹽、醬油、雞精、蔥花、醋涼拌即可。

3. 可以配幾朵黑木耳、少許黃瓜絲。

〔番茄龍利魚〕

1. 龍利魚化凍切塊，加一點黑胡椒粉、薑絲醃15分鐘。

2. 番茄切小塊。

3. 取平底不沾鍋，加一勺植物油，放入番茄塊中火炒。出汁後加一小碗水。

4. 水開以後放龍利魚塊，煮幾分鐘，待湯濃稠，加一點鹽、一點生抽就可以出鍋了。(烹飪時很多地方可能要加糖，但我們最好不加。不加糖，番茄就不要放太多。)

〔蛤蜊菌菇湯〕

1.「備選食材表」中的各種菌菇都可以用，切小段備用。

2. 鍋中加一勺植物油，用小火稍微把菌菇炒一下，加一大碗水。

3. 大火煮3分鐘後放入蛤蜊。

4. 燒開，蛤蜊張開後，撒鹽、胡椒粉並加入蔥花、薑絲就可以出鍋了。

煎類

〔煎龍利魚〕

1. 龍利魚解凍切片，吸乾水分，兩面抹鹽、黑胡椒粉醃20分鐘。

2. 取平底不沾鍋刷油，開中小火，放入薑絲，然後放龍利魚片。

3. 兩面煎熟後，放一點點紅酒，加蓋燜一會兒。

4. 切兩片檸檬擠汁，再撒點黑胡椒粉就可以了。鱈魚也可以這樣煎。

〔煎雞胸肉〕

1. 雞胸肉用肉錘敲打，調入鹽、黑胡椒粉和一點啤酒醃一會兒。

2. 取平底不沾鍋刷油，開中小火，放入雞胸肉兩面煎。

3. 順便可以煎一點蔬菜，比如洋蔥、芥藍、蘆筍等。

涼拌類

涼拌類無非就是各種沙拉和中式的涼拌菜。

「備選食材表」裡的很多蔬菜，加入水煮雞蛋、煎雞胸肉、煮熟的蝦等，都可以做成沙拉。撒一點黑胡椒粉，淋一勺沙拉汁，味道就不錯。很多蔬菜水煮後，加醬油、醋、鹽、雞精、蒜泥、蔥，用芝麻油或者辣椒油拌一下也不錯。

大家可以到網上多學習一些清淡的食材加工方法，多看，多琢磨，多嘗試，最終找到適合自己的方法。吃得健康，吃得漂亮。

如何知道減的是脂肪還是水分？

最後，我說一下如何衡量和監控減肥效果的問題。

減肥的時候，很多人擔心自己減掉是水分而不是脂肪，用體脂秤或者健身房裡的體成分儀測出來的資料又不準確，那該如何判斷呢？其實，有個很簡單的方法。

使用全食減肥法，要求大家不要太看重體重變化，減肥不等於減體重，這一點我始終在強調。

所以，我要求減肥者，每10天測量一次身體資料，包括體重、腰圍、胸圍、臀圍和四肢圍度。

測量時間要求是早上空腹（最好是排便後）測量。

測量任何身體部位的圍度時，要求取固定的位置，測量手法要準確。尤其是腰圍，取站姿，在放鬆狀態下測量肚臍部位的周長。

有了這些資料，綜合比較，就可以推斷出我們身體成分的變化。根據這些變化，定期對正在使用的全食減肥法做出必要的調整。

一般建議，在使用全食減肥法的第一天，記錄自己的所有數據。之後嚴格執行，不秤體重，到第10天的時候再秤體重，並全面測量一次身體圍度，檢查自己的減肥情況，有必要的話就做調整。

　　之後每隔10天，監控調整一次就可以了。

　　體重及身體各部位圍度的資料變化，主要有以下幾種情況（見下表）。有些情況很理想，說明脂肪減少了；更理想的情況是脂肪減少的同時，瘦體重（健康體重）有所增加；還有的情況不是很理想，比如脂肪沒有減少甚至增加，或者瘦體重減少。

　　我將表按情況變化排序，逐一說明。（見下頁）

身體變化		體成分變化	備註	調整建議
體重減少	體重減少，腰圍或其他身體圍度明顯減少	脂肪減少	如果食譜安排的肉、蛋、奶沒有吃夠，也可能同時存在少量瘦體重減少的情況	無須調整（保證肉、蛋、奶吃夠的情況下）
	體重減少，腰圍或其他身體圍度都無明顯變化	1. 瘦體重減少；2. 身體脂肪均勻且中低程度減少，所以圍度變化不明顯，尤其對更年期前女性（更年期前女性內臟脂肪比例通常較小），或BMI本來不高的人群來説	要排除經期或便秘導致的腰圍不變	找到飲食內容和飲食技巧，以及運動、活動等方面尚不完善的地方，進一步嚴格執行
	體重減少，腰圍或其他身體圍度明顯增加	脂肪增加的同時瘦體重減少	要排除經期或便秘導致的腰圍增加	1. 很可能沒有嚴格執行全食減肥法（尤其是飲食方面）。一定注意，看是否吃了太多食譜以外的東西，或是否存在偶爾暴食問題；2. 很可能蛋白質、碳水化合物攝入不足，同時脂肪攝入明顯超量；3. 很可能完全沒有安排運動，應該補足運動，符合全食減肥法的運動要求

身體變化		體成分變化	備註	調整建議
體重不變	體重不變，腰圍或其他身體圍度明顯減少	脂肪減少的同時瘦體重增加		無須調整
	體重不變，腰圍或其他身體圍度都無明顯變化	1. 體脂率不變；2. 瘦體重增加，同時脂肪均勻且中低程度減少		結合照片來判斷，如果目測體脂沒有明顯降低，則需要反思全食減肥法執行得是否嚴格
	體重不變，腰圍或其他身體圍度明顯增加	脂肪增加的同時瘦體重減少		1. 很可能沒有嚴格執行全食減肥法（尤其是飲食方面），一定注意檢查自己是否吃了太多食譜以外的東西，或是否存在偶爾暴食問題；2. 很可能蛋白質、碳水化合物攝入不足，同時脂肪攝入明顯超量；3. 很可能完全沒有安排運動，應該補足運動，符合全食減肥法的運動要求

身體變化		體成分變化	備註	調整建議
體重增加	體重增加，腰圍或其他身體圍度明顯減少	脂肪減少的同時瘦體重增加		無須調整
	腰圍或其他身體圍度都無明顯變化	1.瘦體重增加的同時脂肪減少； 2.脂肪均勻且少量增加	如果體重增加明顯，而身體圍度沒有明顯增加，則基本認為是瘦體重增加的同時脂肪減少	結合照片來判斷，如果目測體脂有增加，則需要反思全食減肥法執行得是否嚴格；如果目測體脂有所降低，則無須調整
	體重增加，腰圍或其他身體圍度明顯增加	脂肪增加	不排除瘦體重增加的可能	執行力度很差，需要嚴格執行全食減肥法的各項要求

註：1. 上表只適用於全食減肥法。

2. 上表只適用於無力量訓練的情況（除腰腹部位的力量訓練）。

3. 上表假設身體圍度的測量完全準確。

最後，我們還可以結合目測來判斷身體成分的變化。多給自己拍照，通過對比，也能很好地判斷出我們胖瘦的變化。

減肥食物大閱兵——主食篇

我有個減肥學員叫 E（化名），她說自己是「季節胖」，一到冬天人就胖一點，一到夏天就瘦一點。她總結自己的問題是，一到冬天食慾就增加，而且人也不太愛運動，於是就胖了。

2017 年冬天，E 的體重突破歷史最高點。

事情的起因是這樣的。E 在 2017 年秋天的時候，就開始為了自己的「冬天胖」盤算，馬上冬天了，整天琢磨自己該怎麼辦。

她有個朋友，推薦她一種減肥方法，不吃主食，不吃水果，不吃某些種類的蔬菜，別的東西「隨便吃」，不限量。她決定嘗試一下，希望能在這個冬天把身材控制好。

其實，這種方法就是低碳水飲食（甚至有時會變成生酮飲食）減肥法。我們的食物當中，碳水化合物的主要來源就是主食、水果（當然還有添加糖類）。不吃這類東西，碳水化合物的攝入量就會降低。很多人宣揚這種減肥方法是完美的。

到底是不是完美的呢？我們看看E嘗試後的反應。

這種減肥方法實施的第二天，E就覺得特別難受，一陣接一陣的頭暈，沒精神，情緒也不好，稍微有個風吹草動，她就猛地緊張一下，出一身虛汗。

第三天，還是這樣。而且，她覺得身體特別疲勞，什麼也不想幹，坐著都累，只要可以的話，乾脆就躺著。

就這樣，E強迫自己忍耐了兩周。從第三周開始，她稍微適應了一些，但是整個人還是沒精打采，身上沒勁兒，而且情緒越來越糟。

靠朋友各種加油打氣，這種方法E堅持了半個冬天。但因為總是覺得很疲勞，所以別說運動，讓她活動一下都不願意。她說，不吃碳水化合物之後，好像胳膊腿綁上了沙袋一樣。

因為這種減肥方法聲稱，除了規定不能吃的之外，其他可以「隨便吃」，所以E情緒不好的時候，想靠換花樣吃各種大魚大肉來緩解煩躁的情緒。但她發現，這種方法其實對加工方式要求非常嚴格。她喜歡的糖醋口味不能碰，加工過程中添加麵粉、澱粉的不能吃，就連去超市買個火腿，發現裡面也有不少碳水化合物，所以還是不能吃。

對E來說，吃東西成了一件很難很煩的事，她的心情變得更

糟糕。巨大的情緒壓力下，E終於開始暴飲暴食。她以前幾乎不喝酒，開始低碳水飲食後，她居然難以控制地想喝酒。

最後，這半個冬天裡，E不但沒瘦，還達到了歷史上的最胖水準。體重除了剛開始的一周少了幾公斤，之後就猛往上長。

後來，我建議她趕緊恢復正常飲食，她也覺得不能再這麼下去了，於是開始用我的全食減肥法。這種減肥法飲食熱量控制得很好，而且允許正常攝入碳水化合物。果不其然，正常攝入碳水化合物後，E很快就有了精神，身上也有勁兒了。我推薦給她一些能在家裡做的運動，冬天的後半段，她又開始運動了。

一個多月長的肉，E花了約一個半月的時間終於減掉了。之後，她繼續使用全食減肥法，同時保持運動。到大概來年夏天的時候，她總結這幾個月的身材變化是多年來最「劇烈」的一次。現在雖然體重不是歷史最低，但身材卻達到了歷史最好水準，腰圍減少了17公分！

2018年冬天，對E來說是個考驗，又到了「季節胖」的節骨眼上，自己減肥的成果能不能保持住？減下來的肥肉會不會再長回去？

結果，她發現自己已經習慣了每天固定做運動，也習慣了健康的飲食方式，即使食慾好，偶爾吃得「放縱」，但是一個冬天下來，人一點兒也沒胖。

為什麼說減肥一定要吃主食？

為什麼 E 選擇低碳水飲食減肥不成功，換成營養配比正常的減肥飲食之後，減肥就「順風順水」了呢？為什麼減肥的時候一定要吃主食呢？

其實，減肥吃不吃主食，是一個策略問題。不吃主食的低碳水飲食減肥法也可以短期臨時使用，關鍵看你是否能對這種減肥法有科學的認識，並且合理利用它。

開始低碳水飲食的前幾個月，如果熱量控制得好（注意，這是很重要的一點），那麼脂肪減少的速度確實會快一點，但也只是快一點而已。而且，這種速度的稍微提高，也只在前幾個月有效。

很多研究發現，一般幾個月後，低碳水飲食的減肥效果跟低脂肪飲食的減肥效果就沒有區別了 [註 1，註 2]。

另外，在低碳水飲食期間，體重減少的速度會比較快。當然，這部分減少的體重裡有更多水分；而且這種快，也是發生在減肥前期比較短的時間內。

為什麼這種飲食法在使用前期減體重的速度會比較快呢？

因為當我們的碳水化合物攝入量降低之後，身體裡有一種叫糖原的東西儲量會明顯降低。而糖原有一個很有意思的「習性」，它儲存在身體裡的時候，會附帶儲存3～4倍水分。

糖原儲量降低，身體就會丟失大量水分，使體重快速下降。

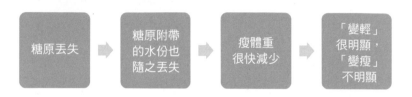

我們反覆強調，減肥不是減體重，而是要減掉難看的脂肪。身體裡的糖原、糖原附帶的水分都屬於健康的瘦體重，這些瘦體重減少，不但人不會變漂亮，還會影響減肥效果。

低碳水飲食會導致血糖經常處於較低的水準。血糖低，人的情緒會低落，思維能力下降，記憶力減退，並且出現一種叫中樞神經疲勞的情況，感覺乏力，無精打采，不想動，這都是學員E選擇低碳水飲食減肥後的表現。

血糖是大腦的能量來源，通俗地說，血糖是大腦的「食物」。如果血糖不足，大腦吃不飽，人體機能就會受到影響。另外，血糖也是紅血球的「食物」，而且是紅血球唯一的「食物」，因為紅血球都沒有線粒體，只能利用糖類無氧代謝產生能量。血糖低，紅血球吃不飽，血液運輸氧氣的能力就會受影響，人也就更容易覺得精神疲乏，身體無力。

肌肉裡的糖原對運動能力至關重要。肌肉裡糖原不足，人就很難有運動的精力和熱情，如同電力不足的電器一樣。

所以，低碳水飲食後，E表現出情緒不穩定，精神狀態變差，也完全失去了運動和活動的熱情。情緒不好，使E通過暴食、喝酒來緩解壓力，熱量攝入明顯增加；身體疲乏，讓她老想躺著，熱量消耗也減少了。這樣，人當然會「越減越肥」！

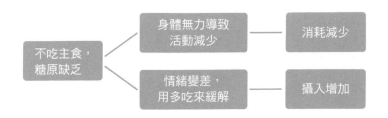

不過，客觀地講，E屬於對低碳水飲食耐受能力較差、反應較明顯的個體。也有少數人，對低碳水飲食耐受能力較強。但是必須強調，這不能成為使用低碳水飲食減肥法的理由，因為即便人能耐受低碳水飲食的種種不良反應，但長期低碳水飲食，畢竟存在健康隱憂，比如影響免疫功能、可能引起骨質流失、可能引起肌肉痙攣和皮疹等，以及部分營養或有益物質缺乏 [註3，註4]，而這種方法的減肥效果又不比低脂肪飲食更好，何必呢？

況且，你能一輩子不吃主食嗎？就算用低碳水飲食減肥法你感覺良好，但一旦恢復正常合理飲食，開始吃主食了，你還會胖回去，所有的努力終究是白折騰一場。

所以，只有當我們遇到需要在很短的時間內快速減輕體重的情況（比如幾天或十幾天之後要面試應聘），才可以臨時使用這

種方法。而且，這也要求使用者身體健康，沒有任何疾病和潛在的健康問題。

不吃主食的減肥方法不能算是一種健康的科學減肥方法。

為什麼減肥「不能吃」酪梨？

從這一節開始，我們要講食物的熱量。

我講過，減肥其實就是個熱量遊戲，要吃得少，消耗得多。所以，瞭解一些常見食物的熱量非常重要。

一說到食物熱量，很多人都覺得麻煩，是不是要把每種食物的熱量都記住啊？其實完全沒有這個必要。

瞭解食物熱量，可以讓我們知道哪些食物熱量高，哪些食物熱量低，在吃東西的時候有個選擇，吃著也踏實。**吃對食物，是減肥的第一步。**

比如，在減肥期間，你想吃水果，甜瓜和酪梨，量都差不多，你應該選擇哪個？

很多人可能會選擇酪梨，理由無非是：一，據稱酪梨是健康水果，既然健康，那吃了肯定不發胖，而且很多健康減肥餐裡也都配有酪梨；二，甜瓜那麼甜，熱量肯定高。

但是我們看看資料。根據中國疾病預防控制中心營養與健康所編著的《中國食物成分表》第6版，酪梨的熱量是每100克171

千卡，而甜瓜的熱量只有每100克26千卡。

一點也不甜而且被認為很健康的酪梨，熱量居然是甜瓜的6.5倍！這可能出乎很多人的預料。

酪梨真的是所謂的健康水果嗎？不一定。

說酪梨健康，一般指的是裡面有健康的「好脂肪」，真的是這樣嗎？不同資料顯示酪梨脂肪的脂肪酸組成不一樣，有些差別還很大，大多數研究認為酪梨裡含有大比例的油酸。油酸是一種單不飽和脂肪酸，一般被認為是「好東西」，主要的好處是能降低血膽固醇，但不降低高密度脂蛋白膽固醇，所以有利於心血管健康。

酪梨脂肪的油酸含量34% ～ 81%不等，主要跟產地有關。還有資料稱，酪梨脂肪裡還含有比例不小的硬脂酸和棕櫚酸（最高可以達到40%以上），這兩種脂肪酸都屬於飽和脂肪酸。

如果這兩種脂肪酸的比例較高，那酪梨也不見得有什麼特別健康的地方。比如從脂肪酸構成來說，就不如橄欖油了。

酪梨最近幾年被炒得很熱，大家恨不得包餃子都用酪梨當餡。其實從客觀上講，酪梨不是多麼神奇的水果，跟橄欖油比，並不存在本質上的優勢。

而且，即便酪梨是含有健康的脂肪酸的水果，但在讓人發胖這件事上，是不區分「好脂肪」和「壞脂肪」的。不管是什麼脂肪，熱量都是一樣的。雖然從更細緻的方面說，有些脂肪可能（注意是可能）稍微有助於減肥，比如n-3系列脂肪酸抗炎的作用

可能就間接地有助於減肥，但也只是吃一點點就夠了。

總之，即便是健康的脂肪，只要稍微攝入得多，仍然屬於一種額外的熱量。

我們再說一下關於「甜不甜」的問題。大眾一直以來都有一個錯誤的觀點，認為甜的東西熱量高，不甜的東西熱量就不高，這是不對的。

1. 甜只是一種味道，不能跟熱量畫等號。比如葡萄糖很甜，澱粉不甜，可它們的熱量基本是一樣的。原因是，澱粉其實就是一大堆葡萄糖分子穿成串，我們把澱粉吃進肚子裡，澱粉酶把葡萄糖串「打開」，澱粉就變成了一個個葡萄糖被我們吸收。所以本質上，澱粉也是葡萄糖。

單個葡萄糖，我們能嘗出甜味；穿成串的葡萄糖，我們就嘗不出甜味了，所以澱粉吃起來基本上感覺是沒有味道的，但不代表它熱量低。

2. 不同的糖，甜度不一樣。果糖比葡萄糖甜度高，果糖含量高的食物，我們吃著就覺得甜，但是在熱量上，兩者是一樣的。

3. 純糖類的熱量只有4千卡／克，而脂肪的熱量是9千卡／克，是糖的2倍還多。脂肪完全不甜，但熱量要高得多。

所以，用甜不甜來衡量食物熱量是非常不可靠的。人們常說的食物裡的「糖分」，其實也是個近似偽科學的概念。酪梨就是個鮮明的例子，它不甜，但熱量很高，因為酪梨裡脂肪含量很高。

所以，對於減肥的人來說，酪梨不是一種適合吃的水果。我們在酪梨和甜瓜之間，同樣的量，當然要毫不猶豫地選甜瓜。

　　基本掌握常見食物熱量，不是真的讓你去記憶每一種食物的熱量，計算著吃飯，而是讓你對食物做到心裡有數，慢慢地培養對食物熱量的敏感度，這對減肥來說是很重要的。

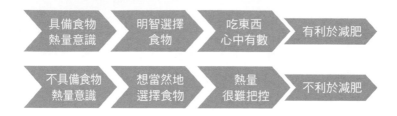

人胖，真的是「吸收好」嗎？

很多人都覺得，這個人胖，是「吸收好」，那個人瘦，是「吸收不好」。還有很多人抬槓，說講食物熱量根本沒用！因為沒有考慮消化吸收的問題！他們覺得，從資料上看每克碳水化合物有4千卡熱量，可吃進去就不是4千卡了，還要考慮其中一部分沒法消化吸收的熱量，真的是這樣嗎？

當然不是。

對不同的食物，我們的消化率確實不一樣。但是，首先，健康人對不同食物的消化率沒有特別巨大的差別，都挺高；其次，我們吃東西，不會永遠只吃一兩種，每一餐攝入的都是多種食物的混合膳食，對這些不同的食物，我們的消化率都不一樣，有的高一點，有的低一點，彼此間相互平衡，平均消化率一般都很穩定。

可能有人覺得，有些人的消化能力強，食物裡的能量都能吸收，有的人消化能力差，食物中的能量能吸收一半就不錯了。其實，只要是健康人，對食物能量的消化吸收與利用能力差別沒有那麼大。

一般來說，**食物中蛋白質的熱量，我們平均消化率為92%，**

脂肪為95%，碳水化合物最高，為97%。

我們看下面的圖表 [註5]。

膳食中蛋白質、脂肪和
碳水化合物的消化率、燃燒值及淨能量

食物類	消化率（%）	燃燒值（kcal/g）	淨能量（kcal/g）
蛋白質			
肉、魚	97	5.65	4.27
蛋	97	5.75	4.37
乳製品	97	5.65	4.27
動物性食物（平均值）	97	5.65	4.27
穀類	85	5.80	3.87
豆類	78	5.70	3.47
蔬菜	83	5.00	3.11
水果	85	5.20	3.36
植物性食物（平均值）	85	5.65	3.74
總蛋白質，平均值	92	5.65	4.05
脂肪			
肉和蛋	95	9.50	9.03
乳製品	95	9.25	8.79
動物性食物	95	9.40	8.93
植物性食物	90	9.30	8.93
總脂肪，平均值	95	9.40	8.93
碳水化合物			
動物性食物	98	3.90	3.82
穀類	98	4.20	3.11
豆類	97	4.20	4.07
蔬菜	95	4.20	3.99
水果	90	4.00	3.60
糖	98	3.95	3.87
植物性食物	97	4.15	4.03
總碳水化合物，平均值	97	4.15	4.03

註：數據引自 Merrill AL, Watt BK. Energy values of foods: basis and derivaotin. Agricultural handbook no. 74, Washington, DC: U.S. Department of Agriculture, 1973.

上表是不同食物的消化率和在人體內產生能量的權威資料。我們以碳水化合物為例，大多數比如穀類、蔬菜、糖裡的碳水化合物的消化率都比較高，一般是98%左右，水果裡面的碳水化合物消化率比較低，約是90%。

我們吃混合碳水化合物，平均消化率能達到97%。也就是說，絕大多數熱量我們都吸收了。

蛋白質消化吸收水準相對低些，而且差別最大。肉、蛋、乳製品中蛋白質的消化率很高，一般能達到97%；植物性食物蛋白質的消化率就比較低，平均85%。所以我們應該各種蛋白質都吃，一平均，消化率也就高了。

所以，健康人對混合膳食裡的熱量的利用能力非常強，基本上不會浪費多少。

不管你是胖還是瘦，千萬別覺得你特殊。只要是健康人，對食物的消化吸收能力都差不多，吸收再好，也不可能多到哪兒去，再不好，也少不了多少。

減肥最該吃什麼主食？

這一節我們來講一講常見主食的熱量。

有的讀者可能想，現在食物熱量的資料各種App上都有，有必要單獨講嗎？

有必要。原因很簡單，App上的熱量資料可能不準確。

我們講的食物熱量，資料來源是《中國食物成分表》，比較權威，但很多App並不能保證它們有可靠的資料來源。還有很多App為了追求種類全面，甚至會給出深度加工的食物，比如麵包、比薩和各種中餐炒菜的熱量。

就說麵包這類食物，其實最多只能有一個平均的熱量參考值，而具體每一種麵包準確的熱量，誰也不知道，因為麵包的加工方法太複雜。

炒菜的熱量更是根本不可能有準確的數字。比如都是魚香肉絲，不同的人炒，放的肉肥瘦不同，放的油不同，熱量差別可能非常大。

所以，如果一款App「敢於」給出這類深度加工食物的熱

量，則從側面可以看出這款 App 在熱量資料上不具備基本的科學嚴謹的態度，那麼它提供的食物熱量的可信度也就不那麼高了。

為了方便大家記憶，我把常見食物熱量按照食物類別編了一系列口訣。

常見主食的熱量口訣是：

「饅頭軟麵 2.5，硬麵硬粉 3.5，各種米飯 1.2，1.0 是玉米芋頭和蕃薯。」

口訣裡的數字是這類食物的近似熱量。為了便於記憶並讀起來順口，我把熱量按比例調整了。

饅頭不用說，「軟麵」指什麼呢？就是指各種軟麵條，比如手擀麵、刀切麵等。「2.5」是饅頭和軟麵條的熱量，大約每 100 克 250 千卡。

再往下，「硬麵硬粉」中的「硬麵」指什麼呢？就是特別乾、特別硬的麵，比如義大利麵；「硬粉」就是乾粉條、乾粉絲、乾寬粉、乾米粉這類東西；「3.5」指每 100 克 350 千卡。為什麼「硬麵硬粉」的熱量比較大呢？因為裡面水分少。任何固體食物，水分增加，熱量就會減少。生米和生麵的熱量其實差不太多，但是米飯的熱量要比饅頭小很多，因為生米做成米飯的含水量要遠遠高於生麵做成的饅頭。

「各種米飯」包括各種米做成的飯，不管是糙米飯、白米飯，還是黑米飯，基本上熱量都是每 100 克 120 千卡。作為主食，玉米、芋頭、蕃薯、紫薯、馬鈴薯、山藥等，熱量都很低，

每100克大約只有100千卡。

我們注意，這樣記憶食物熱量是為了方便。比如薯類的熱量，我建議大家都按照每100克約100千卡來記憶，但實際上，不同的薯類具體的熱量肯定是有差別的，比如山藥的熱量就比較低，比蕃薯更適合減肥的時候吃。

從本章開始，我們會把這一類食物當中最常見的挑出來，給大家一個精確的食物熱量表，以供參看。

要特別注意：我們這裡說的食物大多都是食材，不是加工好的食品。比如麵條，就是僅僅指麵條本身，不是一碗做好的麵。要是一碗做好的麵，那清湯麵和油潑麵的熱量差得可太多了。

只有饅頭和米飯是做熟的食物。它們的加工方式簡單，所以生食與熟食熱量不會差別很大。

現在，瞭解了大致的主食熱量後就能知道，我們平時應該選擇哪些主食來吃了。**基本原則是，吃熱量密度小的食物，也就是吃熱量低而體積大的食物。**

比如饅頭和米飯，更好的選擇是米飯，它水分多，熱量一般只有饅頭的一半；而米飯和薯類、玉米，則選擇薯類、玉米會更好一些，因為它們的熱量更低。

而且，像薯類、玉米等裡面的膳食纖維含量也更豐富，它們帶給人的飽腹感更強。於是，這些本身熱量低、密度小、膳食纖維占比高的，就是特別好的減肥主食。

最後，我再介紹一種更加「神奇」的減肥主食，那就是南瓜。

南瓜，很多人把它當成菜來吃，其實它是很好的減肥主食。它的最大優勢是熱量很低，每100克只有大約25千卡，比很多蔬菜的熱量還低。

所以，假如一頓飯我們打算吃100千卡熱量的主食，如果吃饅頭，只能吃40克（只有一小塊）；如果換成米飯，可以吃80克左右（會好很多，但總量還是很少）；如果換成芋頭、山藥，就能多吃不少了；如果換成南瓜，100千卡大約是400克南瓜的熱量！再配合其他食物，足夠我們一頓吃的了。

所以，減肥吃主食需要有所選擇，盡可能多攝入體積大的，少攝入熱量高的。當然，絕大多數食物都適用這個原則。

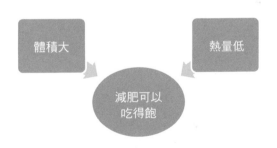

把南瓜作為主食吃，只有一個潛在的「缺點」，就是如果南瓜吃得太多，再加上剛巧也吃了不少深綠色蔬菜或橙黃色果蔬的話，人的皮膚可能會短暫地被「染黃」。這是因為在這些食物當中，β-胡蘿蔔素的含量都很豐富。

如果β-胡蘿蔔素攝入過多，可能造成暫時性的皮膚橙染。

但也不用擔心，這只是暫時的。萬一出現這種情況，只要我們把南瓜等富含 β-胡蘿蔔素的食物換掉，皮膚顏色很快就會恢復了。

為了避免皮膚被「吃黃」，如果選擇南瓜作為主食，那麼選擇果蔬時就適當少選橙黃色的，也不要過多選擇深綠色蔬菜。

有哪些不讓人發胖的糖？

再講講關於代糖的問題。

很多人都知道代糖，代糖真的沒有熱量嗎？吃代糖會引起胰島素反應嗎？代糖是不是健康？很多人可能並不真的瞭解。

代糖，就是一類能提供甜味，但是「不能提供熱量」的甜味劑。這裡，「不能提供熱量」是打引號的，因為代糖並不一定真的沒有熱量。

有不少代糖也有熱量，只不過這些熱量基本不可能讓我們發胖，原因是：

- 有些代糖雖然有熱量，但熱量相對較低，或者這些熱量並不容易被人體吸收利用，所以相對來説不太可能導致人肥胖。

- 有些代糖確實就是沒有熱量，或者因為甜度特別高，熱量特別少，所以在實際使用時熱量可以忽略不計。

這裡解釋一下「甜度」這個概念。

甜度，簡單説，就是衡量一種有甜味的東西有多甜。我們最

熟悉的有甜味的東西就是蔗糖，所以營養學界一般把蔗糖的甜度規定成100，其他有甜味的東西跟它比較，得出相應的甜度值。

比如果糖，它比蔗糖甜，它的甜度一般是130；而麥芽糖醇只有蔗糖一半甜，所以它的甜度一般被規定為50。

我們想一下，如果想讓一杯咖啡變甜，用蔗糖要1勺的話，用果糖就用不了一勺，因為果糖甜度更高；如果用麥芽糖醇，那麼就需要2勺，因為它的甜度只有蔗糖的一半。

有些甜味劑甜度非常高，比如阿斯巴甜，它比蔗糖甜200倍！所以，如果我們用阿斯巴甜給咖啡增加甜味，只需要1/200勺。於是，雖然阿斯巴甜也有熱量，但因為用得太少，熱量就可以忽略不計了。

甜度很高的東西雖然有熱量，但在實際使用中用量很少，也就相當於沒熱量了。

我們看下面不同甜味劑的甜度表 [註6，註7]（我把蔗糖的甜度規定為1）。

甜味物質	蔗糖	果糖	麥芽糖	糖精	甜蜜素	阿斯巴甜	索馬甜	蔗糖素	山梨糖醇
甜度	1	1.3	0.5	400	40	200	2500	600	0.5
甜味物質	木糖醇	異麥芽糖醇	麥芽糖醇	甘露糖醇	乳糖醇				
甜度	1	0.5	0.5	0.5	0.5				

一般來說，可以粗略地認為，代糖不能為我們提供熱量，也就是說，吃了代糖也不會胖。但是有人說，代糖會讓人胰島素水平提高，所以也能讓人胖。

首先，前面已經講過，胰島素本身並不會讓人變胖，如果沒有多餘的熱量，胰島素是不會讓身上的肥肉變多的；其次，大多數代糖並不能明顯地刺激胰島素分泌（雖然這並不是說所有代糖都絕對不會刺激胰島素分泌，但相比真正的糖類，刺激程度還是有差距的，所以不需要太擔心）。

那麼，吃代糖到底對減肥是否有幫助呢？我來詳細分析一下。

第一，代糖可以粗略地認為沒有熱量，那麼如果我們想要喝一瓶甜飲料，從熱量攝入的角度講，喝代糖飲料，肯定要比喝添加了蔗糖等「真正的糖」的飲料要好。

比如，A 有飲料成癮，每天一定要喝一大瓶可樂，如果換成代糖可樂，就能少攝入不少熱量，這自然對 A 來說有助於減肥。

當然，讓他戒掉這種不好的飲食嗜好更好。先用零熱量的可樂代替「真可樂」，慢慢地減量，直到他戒掉可樂成癮，可能是更現實的辦法。所以在這種情況下，使用代糖是有助於減肥的。也就是說，如果實在要吃添加糖，而且每天吃得很多，那麼用代糖替換，對減肥有好處。

但如果一個人本身就很少吃添加糖，那麼用代糖替換，少攝入的那一點熱量不足以對胖瘦產生影響。

第二，在減肥的時候，如果實在特別饞了，可以喝一點甜甜的零熱量代糖飲料，能稍微緩解一下嘴饞的問題。偶爾的飲食調劑，對堅持執行減肥飲食有好處。

這種情況還適用于減肥成功後保持體重。比如有一項實驗，把一些肥胖婦女分成兩組，使用代糖的一組，被發現在減肥後的1年裡，體重總反彈量較少，只有4.6公斤，而另一組則反彈了9.4公斤 [註8]。進一步的實驗也驗證了代糖幫助保持體重的可能作用 [註9]。

需要強調，代糖在減肥後能夠幫助保持體重，是在有意識地配合健康飲食和適量運動的前提下，所以在這個實驗當中，保持體重的所有因素裡面，代糖只是起了輔助的作用。

第三，還有一些情況，使用代糖可能不利於減肥，那就是代糖食品可能會促進食慾。

比如，做某種甜點的時候，我們添加代糖來提供甜味。雖然代糖本身可能不提供什麼熱量，但是甜點裡面畢竟有其他成分，如麵粉、奶油、乳製品、雞蛋等，如果加了代糖，甜點更好吃了，因此我們進食更多，這也等於促使我們攝入了更多的熱量，對減肥肯定是不利的。

其實，學術界對代糖會不會增進食慾這件事有很多相關研究，但結論不是很統一。有些研究發現使用代糖會促進食慾，而有些則認為不會。

在是否要使用代糖這件事上，我們不必糾結，看具體情況即可。如果你確實屬於上面列舉的情況，代糖會讓自己吃得更多，

那就不要使用代糖了。

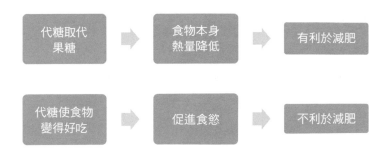

總結一下，在減肥時要不要使用代糖是一件很複雜的事，往往因人而異，因情況而異，我們沒辦法給出一個用代糖能減肥或不能減肥的唯一絕對正確的答案。但可以肯定的是，如果僅憑代糖就想瘦，而不做其他努力，那肯定是辦不到的。

《常見主食熱量表》

主食	可食部分比例%	水分（g）	熱量（kcal）	蛋白質（g）	脂肪（g）	碳水化合物（g）
小麥粉	100	11.2	359	12.4	1.7	74.1
麵條（乾切麵）	100	10.5	355	11	0.1	77.7
麵條（煮）	100	72.7	107	3.9	0.4	22.8
通心粉	100	11.8	351	11.9	0.1	75.8
掛麵	100	11.5	353	11.4	0.9	75.1
花卷	100	45.7	214	6.4	1	45.6
饅頭	100	43.9	223	7	1.1	47
油條	100	21.8	388	6.9	17.6	51
米飯（蒸）	100	70.9	116	2.6	0.3	25.9
稻米	100	13.3	346	7.9	0.9	77.2
黑米	100	14.3	341	9.4	2.5	72.2

主食	可食部分比例%	水分（g）	熱量（kcal）	蛋白質（g）	脂肪（g）	碳水化合物（g）
香米	100	12.9	347	12.7	0.9	72.4
糯米	100	12.6	350	7.3	1	78.3
小米	100	11.6	361	9	3.1	75.1
薏仁	100	11.2	361	12.8	3.3	71.1
糙米	100	13.4	348	7.7	2.7	75
玉米（鮮）	46	71.3	112	4	1.2	22.8
玉米（乾）	100	13.2	348	8.7	3.8	73
高粱米	100	10.3	360	10.4	3.1	74.7
蕎麥	100	13	337	9.3	2.3	73
大麥	100	13.1	327	10.2	1.4	73.3
燕麥	100	10.2	338	10.1	0.2	77.4
藜麥	100	13.5	357	14	6	57.8
蓧麥麵	100	8.8	391	13.7	8.6	67.7
馬鈴薯	94	78.6	81	2.6	0.2	17.8
甘薯（白心）	86	72.6	106	1.4	0.2	25.2
甘薯（紅心）	90	83.7	61	0.7	0.2	15.3
木薯	99	69	119	2.1	0.3	27.8
黃莖瓜（小南瓜）	100	95.4	19	1.2	0.9	2
南瓜	85	93.5	23	0.7	0.1	5.3
南瓜（栗面）	74	88.8	36	1.4	0.1	8.8
山藥	83	84.8	57	1.9	0.2	12.4
芋頭	88	85	56	1.3	0.2	12.7
澱粉（玉米）	100	13.5	346	1.2	0.1	85
澱粉（甘薯）	100	15.1	342	0.1	0.2	84.4
粉絲	100	15.1	338	0.8	0.2	83.7
粉條	100	14.3	338	0.5	0.1	84.2

主食	可食部分比例%	水分（g）	熱量（kcal）	蛋白質（g）	脂肪（g）	碳水化合物（g）
山東煎餅	100	6.8	354	7.6	0.7	83.8
涼粉	100	90.5	38	0.2	0.3	8.9
涼麵	100	59.8	167	4.8	1.7	33.3
年糕	100	60.9	156	3.3	0.6	34.7

參考文獻：

[1] Foster GD, Wyatt HR, Hill JO, et al. A randomized trial of a Lowcarbohydrate diet for obesity. The New England Journal of Medicine. 2003. 348: 2082-90.

[2] Stern L, Iqbal N, Seshadri P, et al. The effects of low-cabrohydrate versus conventional weight loss diets in severely obese adults: one-year followup of a randomized trial. Annals of Internal Medicine. 2004. 140: 778-85.

[3] Metges CC and Barth CA. Metabolic consequence of a high diaerty-protein intake in adulthood: assessment of the available evidence. TheJo urnal of Nutrition. 2000. 130: 886-9.

[4] Steffen LM and Nettleton JA. Carbohydrates: How low can you go? Lancet. 2006. 367: 880-1.

[5] Merrill AL, Watt BK. Energy values of foods: basis and derivation. Agricultural handbook no.74, Washington DC:U.S. Department of Agriculture,1973.

[6] Franzke C: Lebensmittelchemie. Behr's Verlag 1998.

[7] Anonym: Position of the American Dietetic Association: useo f nutritive and nonnutritive sweeteners. J Am Diet Assoc. 2004. 104: 255-275.

[8] Blackburn GL, Kanders BS, Lavin PT, Keller SD, Whatley J: The effect of aspartame as part of a multidisciplinary weight-control program on shortand long-term control of bodyweight. Am J ClinNutr. 1997. 65: 409-

418.

[9] Gatenby SJ, Aaron JI, Jack VA, Mela DJ: Extended use of fodos modified in fat and sugar content: nutritional implications in a free-vliing female population. Am J Clin Nutr. 1997. 65: 1867-1873.

減肥食物大閱兵──肉類篇

我有一個線上減肥學員叫瓜子（化名），2018年春天開始跟著我減肥。她身高161公分，那時候體重是64公斤。

她說自己之所以胖，主要原因就是自制力不行，一看到好吃的就「走不動」，尤其是各種肉食。她喜歡吃肉，同事和家裡人都叫她「肉食動物」。

她想當然地認為，自己胖就是吃肉吃出來的。於是為了減肥，她堅持了一段時間的素食，結果發現素食減肥對她根本行不通。

她在素食期間饑餓感特別強烈，不管吃多少東西，都覺得吃不飽。想吃肉的時候，她吃堅果解饞，但是堅果的熱量太高，在她減肥的第一個月，人胖了，只好把堅果全面叫停。

不吃肉的那段時間，她發現自己氣色也特別不好，皮膚粗糙，膚色發黃變暗。讓她印象最深的是，那陣子她免疫力下降，老是感冒。

瓜子咬牙堅持了大半年，發現素食前胖的時候身上的肉還比較緊實，但現在肉沒減下去，還變得越來越鬆軟。於是，瓜子徹底宣告素食減肥失敗，開始恢復吃肉，她的「毛病」慢慢好了，但是減肥又回到了起點。

　　後來迷茫的瓜子找到我。做了簡單的減肥診斷後，我根據她的情況，為她安排了詳細的飲食。她拿到食譜後第一反應「不行啊，這麼多肉！」

　　我給她的食譜裡面，除了主食、果蔬、豆奶蛋類之外，每天還有一定量的肉食，而且量還比普通人群的稍高一些。她有點洩氣了，因為她始終認為自己就是吃肉胖起來的。

　　我給她建立觀念，鼓勵她不妨先試試看。

　　觀念建立後，瓜子決定試試這種「特殊」的減肥方法，但她的同事和家人都質疑，吃那麼多肉怎麼可能減肥呢？甚至還有人跟她打賭，賭她肯定瘦不下來。周圍人的不理解反倒促使瓜子下決心，一定要瘦下來給他們看！於是她很認真地執行了這份有肉食的減肥食譜。我交代她，起步期是21天。

　　結果，21天之後，她的體重從64公斤減到60.5公斤。而且比體重減少更讓人欣喜的「成績」是，她的腰圍減了9公分！瓜子的同事和家人徹底服了，連瓜子本人也不敢相信，這次減肥這麼順利。

而且，之前素食減肥時出現的各種毛病，這次減肥一個都沒有。肥肉減下來了，皮膚變好了，身體感覺也更健康。

其實，**只要吃對了肉，吃對了量，肉類是減肥時必需的一類重要食物**。本章我們就圍繞肉類與減肥的關係，詳細聊聊減肥時到底能不能吃肉的問題。

這些肉的熱量居然比蔬菜還低

　　減肥不能吃肉，這是老誤區了。其實這跟我們的飲食習慣有關。過去生活水準低，肉是好東西，尤其肥肉更是難得的美食。加工肉類的時候，一般做得比較油膩，所以葷菜的熱量比素菜高。這就給人造成一種誤會，多吃肉容易胖。

　　實際上，肉類跟中餐的葷菜是兩個概念。我們說減肥可以吃肉，是因為肉類的熱量比我們想像的要小得多，熱量高的往往是我們常吃的葷菜。

　　單純說肉類的熱量，你可能不相信，在我們的日常飲食中，可以很容易找到熱量低得嚇人的肉類。

　　比如羊里脊肉，每100克的熱量只有約103千卡；火雞胸肉，每100克的熱量約是102千卡；純瘦牛肉，每100克的熱量只有120千卡左右。有些肉熱量更低，比如沙丁魚肉，每100克的熱量大約是89千卡；吳郭魚，每100克熱量只有約77千卡。

　　前一章講過，每100克米飯的熱量大約是120千卡，饅頭是250千卡。一對比很容易就看出來了，上面說的這幾種肉的熱量比米飯還低，比饅頭更低得多。

甚至，有些果蔬的熱量都比肉類高，比如香蕉的熱量就比很多魚、蝦、蟹、貝類肉要高，波羅蜜、榴槤、椰子肉等的熱量更高，超過很多肉類。

蔬菜中，羽衣甘藍的熱量是每100克69千卡，而貝類肉的熱量竟然比它還低，每100克只有40～60千卡！

甜菜根，每100克有87千卡熱量，要比絕大多數蝦類肉的熱量高。

紫皮大蒜，我們可能想不到，其熱量是每100克139千卡，比牛腱子肉、雞胸肉和不少魚類肉熱量都高。

有的蔬菜更特殊，比如豌豆苗的熱量是每100克225千卡，金針花的熱量是224千卡，大車前是206千卡 [註1]，這些蔬菜的熱量，比豬前腿肉、豬大腸高！

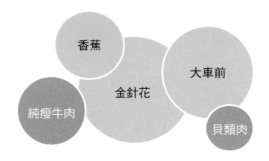

所以，我們千萬不要覺得，肉類的熱量一定高，果蔬的熱量一定低。事實上，有時候食物的熱量數據真的超越你的想像。

肉類熱量的高低，從根本上說，主要看肉的「肥瘦」，也就

是脂肪含量。脂肪含量高的肉，熱量很高，而低脂肪肉類的熱量很低。

有的讀者可能覺得，那我們平時説的瘦肉就一定是低脂肪含量的肉，熱量很低吧？也不一定，我們還要區分「瘦肉」和「低脂肪肉類」這兩個概念。瘦肉，不一定脂肪含量都低，因為有些肉包含的脂肪並不是看得見的那種「肥肉」，而是以液態形式「藏」在瘦肉纖維裡面的。

瘦豬肉的熱量要比瘦牛肉高不少。同樣，有些魚類肉熱量很低，但有些看著很瘦的魚肉，熱量卻比較高，就是這個原因。

所以，減肥的時候，即便是瘦豬肉，也不建議大家吃。魚類肉中大多數種類的鱈魚肉脂肪含量還是比較高的，建議大家也不要多吃。

肉類熱量的具體資料和脂肪含量，本章後面的附表裡會提供給大家。

總的來説，單純拿瘦肉和肥肉相比，瘦肉的熱量比肥肉低得多，因為瘦肉裡面水分多（約 60% ～ 70%，也就是説，一塊瘦肉裡面六七成都是水）、脂肪少。

我教大家一個竅門。一種食物中，如果水分越多，熱量一般就越少。比如我們覺得熱量很高的可樂，其實相對熱量並不高，每 100 克只有約 40 千卡，比蘋果熱量還低。可樂之所以熱量低，就是因為它含水率高，基本都是水。再如冰淇淋，多數熱量只有每 100 克 120 千卡，跟米飯差不多。

脂肪少的東西熱量一般也不會高。比如我們覺得是洪水猛獸的白糖，每100克的熱量只有約400千卡，而多數堅果的熱量每100克在600千卡以上。很多人吃一袋堅果可能覺得沒什麼，但是吃一勺糖，那就覺得自己罪惡得不得了。

　　當然，這絕不是鼓勵大家多喝可樂、多吃白糖，我僅僅是從食物熱量上來做對比的。可樂熱量確實不高，但是可樂不會提供飽腹感，喝起來停不住，所以對減肥來説極其不利。白糖熱量雖然沒有堅果高，但是營養也要比堅果差很遠。所以我們提倡，即便是在減肥，也可以適量吃一點堅果，但是白糖一定要盡可能不吃。

為什麼減肥要多吃肉？

說減肥能吃肉也就算了，為什麼還說減肥必須吃肉，甚至必須多吃肉呢？我來告訴你原因。

說減肥必須多吃肉，是因為肉類是很重要的蛋白質來源，減肥期間，適當的高蛋白質飲食非常重要。主要有以下兩個原因：

第一，減肥的時候，足夠的蛋白質能夠幫你減少肌肉的丟失。

減肥無非就是少吃多動。低熱量飲食和持續運動，都會導致人不同程度地丟失身體肌肉。

有人可能會說，管他身體丟掉的是什麼，只要體重會下降，減肥不就成功了嗎？

認為體重下降就是減肥成功，是一個非常錯誤的觀點（因為這個錯誤認識根深蒂固，所以我必須反覆強調）。我經常講，減肥要減的是肥肉。肥肉多了，難看又不健康，而肌肉可是個好東西。

肌肉對男生來說，可以讓線條硬朗、漂亮，充滿力量；肌肉

對女生來説，一定量的肌肉可以讓身材緊緻挺拔。比如想要翹臀的女孩子，需要臀大肌有較多的肌肉，否則臀部乾癟就會很難看。

所以，減肥減掉肥肉，我們會變得更漂亮，而如果減掉肌肉，體重雖然下降了，但我們的身材可能會變得更難看，這是減肥時需要儘量保持肌肉的一個原因。

另一個原因，在第一章講過，肌肉比例大，非常有利於減肥。還是那句話，肌肉多的人更好減肥。

第二，減肥時增加蛋白質攝入量，特別能提供飽腹感，讓你不容易感覺餓。這是因為蛋白質跟我們的控制食慾的胃腸激素關系密切。

所以，減肥的時候，飲食總熱量應該減少，但同時最好增加蛋白質的攝入量。我給學員做減肥飲食方案時，首要的一點就是保證蛋白質的攝入量，多吃低脂肪的肉蛋奶。這樣的設計是學員減肥時不丟失肌肉而且不挨餓的一個關鍵。

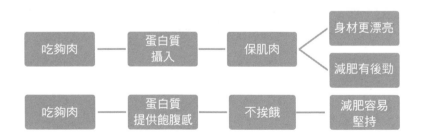

肉吃多了不健康嗎？

　　有的人可能想，多吃肉對減肥是必要的，但是肉吃多了會不會不健康呢？其實這種擔心是多餘的。下面從蛋白質攝入、肉類攝入兩個方面來詳細解釋一下這個問題。

　　多吃肉是為了提高蛋白質的攝入量，那麼高蛋白飲食會不會有問題呢？比如，有人擔心高蛋白飲食傷腎，「會不會把腎臟吃壞了？」

　　其實，減肥時建議大家多攝入蛋白質，只不過是稍微多攝入一點而已，要說這就是「高蛋白」了，其實還遠遠達不到量。

　　比如，中國的蛋白質推薦量一般是每公斤體重1克 [註2]。減肥的時候，蛋白質稍微多吃一點就可以了。沒有力量訓練和大量有氧運動的話，通常也就是攝入每公斤體重1.2 ～ 1.3克，完全在安全的攝入範圍之內。

　　蛋白質的攝入量上限，目前營養學界還沒有明確的規定。世界衛生組織、聯合國農糧組織一般粗略建議，健康人每日的蛋白質攝入量不超過推薦量的2倍為好，也就是不超過每公斤體重2克。

所以，即便飲食上重視肉蛋奶，減肥人群的蛋白質攝入量也並不會高到超量的程度。況且，大家在減肥時，還要搭配運動，運動人群蛋白質的需要量明確高於普通人。

如果我們的飲食蛋白質攝入量不小心超了，不考慮運動的因素，是不是就對健康有傷害了呢？也不能這麼說。目前還沒有高蛋白飲食不利於健康的明確證據。

注意，說高蛋白飲食沒有明確的健康隱患，是針對健康人來說的。對於已有腎臟問題的人，高蛋白飲食肯定是不可取的。

再來說說吃肉的問題。

總的來說，健康人多吃點肉完全沒問題，但是在肉的種類選擇上，應該精益求精。下面我們分別來看看這幾種肉類：畜類肉、禽類肉、魚肉、蝦肉和貝類肉。

畜類肉是指我們常吃的豬、牛、羊、鹿等哺乳動物的肉。因為這類肉顏色一般是暗紅色的，所以我們稱其為紅肉。

畜類肉的蛋白質含量還不錯，瘦肉中蛋白質含量一般都在20%左右。另外，畜類肉中的B族維生素等，還有鐵、鋅、鉀、硒等礦物質含量也很高，尤其是鐵，畜類肉的鐵「品質很好」。什麼叫「品質很好」呢？是說畜類肉裡的鐵吸收率高。相比起來，植物性食物和個別肉類裡的鐵吸收率就低得多。女性考慮補鐵的話，適量吃一些紅肉是有幫助的（注意，是適量吃）。

但紅肉也不是什麼都好。目前來看，紅肉對健康存在一些可能的不利影響（注意，只是可能）。

綜合目前的證據，增加畜類肉的攝入並不會導致心血管疾病發病風險提高。比如一項研究綜合分析了澳洲、英國 15 ～ 88 歲的 56,311 人，發現吃畜類肉最多的人，並沒有比吃畜類肉最少的人心血管疾病的發病風險增加 [註3]。

但有些研究也發現，過多食用加工後的紅肉，比如鹹肉、臘肉腸、香腸等，可能會增加冠心病的發病風險。所以，這類深度加工的紅肉最好盡可能少吃。

在紅肉對糖尿病的影響方面，綜合一些文獻研究分析，過多攝入紅肉可能增加 2 型糖尿病的發病風險 [註4，註5]。另外，還有研究顯示，過多攝入紅肉可能增加結直腸癌的發病風險 [註6，註7]。

但從另一個角度講，還有一些研究顯示，多吃一些紅肉，可能降低貧血的發病風險 [註8，註9，註10]。因為剛才講了，紅肉確實是很好的補鐵食物。

綜合來看，過量攝入紅肉可能會有一定的健康隱患。但是，這不等於說紅肉就是洪水猛獸，一吃就得病。增加患病風險，只是提示一種可能性。

對於紅肉，我們科學、理性的態度應該是：適量吃，同時注意儘量不吃深度加工的紅肉。中國營養學會發佈的《中國居民膳食指南（2016）》也不反對吃紅肉，只不過建議保持適量攝入。

禽類肉指的是雞、鴨、鵝、鵪鶉、鴿子、火雞等鳥類的肉。禽類肉蛋白質含量普遍也在20%左右，相對脂肪含量比較低（但禽類皮的脂肪含量很高），有些品種的禽類其特殊部位的脂肪含量只有1%左右。

禽類肉中，火雞肉、鵪鶉肉的脂肪含量尤其低。

禽類肉中，B族維生素（主要是煙酸和維生素B2、B1）和維生素E的含量都比較豐富。禽類內臟的維生素A含量要比畜類高1～6倍。世界衛生組織把禽類肉歸為首選的健康動物食品。

依然看禽類肉與結直腸癌、心血管疾病、2型糖尿病和其他一些疾病之間的關係。

綜合大量研究來看，一定程度多吃禽類肉不會提高結直腸癌、2型糖尿病、心血管疾病的發病風險 [註11，註12，註13，註14，註15]。多吃禽類肉不但不會增加這些疾病的罹患風險，而且有些研究還發現，可能在一定程度上還會降低這些疾病的發病風險。比如有些研究發現，攝入沒有深度加工（比如醃漬、油

炸、過度烤製等）的禽類肉，可以降低結直腸癌的發病風險。

一項關於中國25～64歲女性的病例對照研究發現，禽類肉的攝入可以降低乳腺癌的發病風險 [註16]。一項針對烏拉圭婦女進行的病例對照研究發現，不帶皮的禽類肉可以降低乳腺癌的發病風險 [註17]。

總之，一般認為禽類肉相對於畜類肉來説，是一種更加健康的肉類。

- 適當多吃禽類肉可能降低某些疾病的發病風險
- 禽類內臟中維生素A含量豐富
- 禽類內臟中維生素E、B群維生素含量豐富

- 過量食用內臟部位會導致維生素A中毒

建議：一般建議每周攝入禽類內臟30-50克

魚肉的蛋白質含量大概為15%～20%，脂肪含量一般較低，而且魚肉的脂肪多數是不飽和脂肪酸，尤其是n-3系列脂肪酸含量相對較豐富，這一點對健康是很有好處的。

魚肉中一般還含有不少維生素A、D，尤其是維生素D（從食物中獲取的量並不多，來源除魚肉之外主要是雞蛋）。魚肉中的鈣、鎂、鉀含量也比較豐富。

魚肉的一個主要問題，就是它可能存在重金屬累積。也就是說，魚容易把生活環境即水域中的重金屬聚集到身體中去。當然，正確選擇魚類，並且適量吃（一般每週2～3次），完全可以忽略這方面的問題。

選擇海水魚的話，種類方面建議：小型鯖魚、鯡魚、沙丁魚、黑鱸魚等。

魚肉對健康的好處大家都知道。比如，綜合各項研究顯示，適當增加魚肉攝入量，可能降低心血管疾病、腦中風、癡呆症、老年黃斑病變、結直腸癌、肺癌、乳腺癌、腎癌的發病風險 [註18，註19，註20]。

同樣，很多研究證明，適當多吃蝦肉、貝類肉，也可能降低2型糖尿病、高血壓、甲狀腺癌、結直腸癌、前列腺癌等疾病的發病風險。

• 適量吃魚肉可能降低某些疾病的發生風險 • 魚肉是維生素D的重要來源 • 魚肉中鈣、鎂、鉀含量豐富 • 魚肉的脂肪酸構成相對優質	• 可能存在重金屬累積問題 建議：食用海水魚時盡可能選擇小型魚，且適量食用

綜合來看，首先，減肥時需要適當增加一些肉類的攝入量，完全沒有必要擔心多吃肉不健康。反而，不少種類的肉類，適當多吃還有助於健康。

　　怎麼吃呢？我給大家一個總的建議（注意，該建議只針對健康者）。減肥的時候，各種肉類都吃一點，但以禽類肉為主，搭配水產肉類，紅肉只適量吃，深度加工的紅肉不建議吃。女性，尤其注意多吃一點紅肉，每週2～3次就可以了。對於魚肉，不管男女，均建議每週吃2～3次，優先選擇海水魚。最後強調一點，肉類的加工方式一定要健康。

一句口訣記住肉類熱量

關於肉類熱量，也有一句方便記憶的口訣提供給大家：

「雞鴨2.0，魚肉1.5，1.0是純瘦牛羊、雞鴨胸、蝦蟹貝和多足。」

這裡面，很多熱量做了四捨五入的模糊化處理，而且考慮了減肥的需要，寧可高估食物熱量，絕不低估。

雞鴨肉大致是每100克200千卡，所以叫「雞鴨2.0」，不過雞鴨胸肉則是每100克100千卡。魚肉大約是每100克150千卡。注意，雞鴨肉，都是指肉的部分，皮因為脂肪高、熱量高而除外。

純瘦牛羊肉、蝦蟹貝類肉，熱量大約只有每100克100千卡。「多足」指章魚、烏賊這類食物，熱量也是每100克100千卡。

要特別注意，這裡說的肉都是指生肉。我們講食物熱量，基本上都是指生的食材。比如說純瘦牛肉每100克的熱量是100千卡，指的是生牛肉，而煮熟之後，單位重量的熟肉熱量就提高了。因為熟肉的水分減少了，水沒有熱量，水少了，則單位重量的熱量自然就高了。

比如我們講過，生瘦肉水分比例能達到60% ～ 70%，100克生肉裡面，60 ～ 70克都是水。如果把肉煮熟，裡面水分會減少，同樣還是100克肉，可能只有30 ～ 40克水分了。

口訣裡講的肉都是熱量比較低的，也是建議減肥時吃的肉。減肥時不建議吃的高熱量的肉，我們也不用記它們的熱量。

高熱量的肉就是脂肪含量高的肉，最極端的當然就是肥肉，純肥肉的熱量能達到每100克800千卡以上，非常可怕。就算是肥瘦相間的豬五花肉，熱量也能達到每100克500千卡左右，比我們建議吃的肉熱量高約5倍。

減肥的原則就是盡可能吃體積大、熱量低的食物，這樣一方面減少了熱量攝入，另一方面因為吃的東西體積很大，所以還不容易餓。這是我們反覆強調的。

更不要說，瘦肉裡蛋白質和其他營養含量都比較豐富，肥肉就要差得多，吃多了甚至可能非常不利於健康。

第一步選對了肉類，那接下來使用什麼方式加工肉類對減肥也很重要。假如你選了低脂肪的肉類，但是用油炸、大油炒等方式去加工，那最後吃進去的脂肪還是多，熱量還是高。

比如雞胸肉，每100克熱量大約是118千卡，而炸雞胸肉，熱量就會猛增到每100克約302千卡，增加了1倍多。

油炸這種加工食物的方式可能是最不利於減肥的。不管什麼食物，油炸之後，都會「吸收」一些油脂，讓熱量變高。我們看下面的圖，這是不同食物油炸之後吸油程度的比例對比。

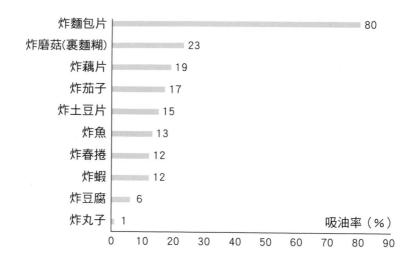

實際上，食物的加工方式也是減肥飲食中非常重要的環節。有些人減肥，吃的食材很健康，但在加工方式這個環節上出了問題，導致減肥老是不成功。

有一位減肥諮詢者跟我詳細列舉了他每天的飲食，內容非常合理，所有的食材都很健康，有大量的蔬菜和粗糧，吃的肉也都是低脂肪的肉類。但他就是減肥總不成功，我也很納悶，直到我後來問他這些食材是怎麼加工的，才找到了他瘦不下來的原因。

蔬菜和肉，他平時是怎麼吃的呢？一個是炸蔬菜丸子，蔬菜切絲裹麵糊放入油鍋炸。這樣本來熱量很低的蔬菜一下子變成了高熱量的油炸食品。他還把蔬菜和肉做成沙拉吃，比如蔬菜雞胸肉沙拉，看起來很清淡，但是他每次都會在沙拉裡放大量的沙拉醬。他可不知道，沙拉醬的熱量是每100克約720千卡！於是，他吃的蔬菜沙拉越多，攝入的熱量也就越多。

所以，減肥的時候如何加工食物非常重要。

比較好的加工肉類的方式是蒸、煮、烤。當然，炒肉也可以，但是油一定不要放得太多，最好使用不沾鍋，少放油。

即使使用蒸、煮、烤的方式，也要注意不要額外添加油，更不要塗抹高脂肪、高熱量的醬料。實際上，蒸、煮、烤的方式還可以把肉裡的脂肪「加工」出去一部分，使熱量進一步降低。

很多人可能不喜歡蒸的方式，覺得太清淡，不好吃。實際上，蒸魚、蒸肉做好了味道也不錯，更能突顯肉的鮮味。減肥時，在口味上應該逐漸習慣「嘗鮮」，品嘗食物的鮮味，改變口味濃重的偏好。

同樣，水煮的方式很清淡，但也可以做得很好吃。比如雞胸肉，我們用肉錘敲打一遍，然後加入蔥、薑、料酒等調味料適當水煮，注意不要煮得太老。之後放冷切條狀，拿刷子刷一層香油，再用薑汁、蒜蓉、醋、鹽、生抽等做成醬汁，澆在上面。一盤美味而且熱量控制得很好的雞胸肉就做好了。

烤也是一種很好的加工肉類的方法。總之，在肉類的加工方面，要儘量避免人為地增加熱量。在第三章，我們介紹過推薦的食物加工思路，大家可以多參考。

說到肉類的加工，我順便講一下調味料的熱量。

很多人在減肥期間，覺得自己吃得很少，但實際上熱量攝入超標了，這往往就是因為，沒有把調味料的熱量估算進每天的熱量攝入裡。其實，有的調味料熱量非常高，在減肥的時候要特別

注意。

熱量高的調味料無非就是高脂肪調味料，比如芝麻醬、花生醬、沙拉醬等。我們會發現，這些醬料都是黏稠滑膩的，而且很「香」。

關於調味料，我講三個要點。

- 鹽沒有熱量，理論上說吃多少都不會讓人胖。但是，減肥的時候，我仍建議低鹽飲食。因為，高鹽飲食是明確的容易造成飲食成癮的一類飲食。也就是說，高鹽飲食容易讓我們越來越愛吃，越來越依賴重口味食物。所以，在減肥期間，一定要少吃鹽，建議用量是平常的一半。

- 液態的如「水」狀調味料的熱量基本都不高，比如醬油、醋之類的可以適量吃（陳醋熱量高，但是一般用量不是特別大的話沒關係）。但是，仍然要注意，不能讓食物的口味特別厚重。所有濃稠的醬料，如肉醬、花生醬、辣椒醬、芝麻醬等，減肥時都不能吃。

- 各種粉狀的調味料，因為是高度脫水的，所以熱量其實並不低，減肥時要特別警惕，只能少量使用來調劑口味，不能多吃。

《肉類食物及調味料熱量表》

肉類食物	可食部分比例%	水分（g）	熱量（kcal）	蛋白質（g）	脂肪（g）	碳水化合物（g）
豬肉（肥瘦）	100	46.8	395	13.2	37	2.4
牛肉（肥瘦）	99	72.8	125	19.9	4.2	2
羊肉（肥瘦）	90	65.7	203	19	14.1	0
豬肉（肥）	100	8.8	807	2.4	88.6	0
豬肉（瘦）	100	71	143	20.3	6.2	1.5
牛肉（瘦）	100	75.2	106	20.2	2.3	1.2
羊肉（瘦）	90	74.2	118	20.5	3.9	0.2
雞胸肉	100	72	133	19.4	5	2.5
鴨胸肉	100	78.6	90	15	1.5	4
火雞胸肉	100	73.6	103	22.4	0.2	2.8
雞腿	69	70.2	181	16	13	0
火雞腿	100	77.8	91	20	1.2	0
豬肝	99	70.7	129	19.3	3.5	5
牛肝	100	68.7	139	19.8	3.9	6.2
羊肝	100	69.7	134	17.9	3.6	7.4
雞肝	100	74.4	121	16.6	4.8	2.8
鴨肝	100	76.3	128	14.5	7.5	0.5
鵝肝	100	70.7	129	15.2	3.4	9.3
豬血	100	85.8	55	12.2	0.3	0.9
羊血	100	85	57	6.8	0.2	6.9
雞血	100	87	49	7.8	0.2	4.1
鴨血（白鴨）	100	72.6	108	13.6	0.4	12.4
鴨血（麻鴨）	100	85.1	56	13.2	0.4	0
鱔魚	67	78	89	18	1.4	1.2
鯉魚	54	76.7	109	17.6	4.1	0.5
鯽魚	54	75.4	108	17.1	2.7	3.8

肉類食物	可食部分比例%	水分（g）	熱量（kcal）	蛋白質（g）	脂肪（g）	碳水化合物（g）
鯰魚	65	78	103	17.3	3.7	0
鰻魚	84	67.1	181	18.6	10.8	2.3
鮍魚	80	72.5	121	21.2	3.1	2.1
鮭魚	72	74.1	139	17.2	7.8	0
鱈魚	45	77.4	88	20.4	0.5	0.5
沙丁魚	67	78	89	19.8	1.1	0
吳郭魚	55	76	98	18.4	1.5	2.8
帶魚	76	73.3	127	17.7	4.9	3.1
草魚	58	77.3	113	16.6	5.2	0
黃魚	66	77.7	97	17.7	2.5	0.8
青魚	63	73.9	118	20.1	4.2	0
海蝦	51	79.3	79	16.8	0.6	1.5
江蝦	100	77	87	10.3	0.9	9.3
河蝦	86	78.1	87	16.4	2.4	0
龍蝦	46	77.6	90	18.9	1.1	1
沙蝦	60	75.2	101	18.2	1.4	3.9
海蟹	55	77.1	95	13.8	2.3	4.7
河蟹	42	75.8	103	17.5	2.6	2.3
蜆	57	88.4	40	7.3	0.3	2.1
扇貝	35	84.2	60	11.1	0.6	2.6
赤貝	34	84.9	61	13.9	0.6	0
牡蠣	100	82	73	5.3	2.1	8.2
生蠔	100	87.1	57	10.9	1.5	0
蛤蜊	39	84.1	62	10.1	1.1	2.8
螺	41	73.6	100	15.7	1.2	6.6
鮑魚	65	77.5	84	12.6	0.8	6.6
墨魚	69	79.2	83	15.2	0.9	3.4

肉類食物	可食 部分 比例%	水分 （g）	熱量 （kcal）	蛋白質 （g）	脂肪 （g）	碳水 化合物 （g）
魷魚	97	80.4	84	17.4	1.6	0
海參	100	77.1	78	16.5	0.2	2.5

調味料	可食部分 比例%	水分 （g）	熱量 （kcal）	蛋白質 （g）	脂肪 （g）	碳水化合物 （g）
醬油（平均）	100	67.3	63	5.6	0.1	10.1
醋（平均）	100	90.6	31	2.1	0.3	4.9
白醋	100	99.4	6	0.1	0.6	0
陳醋	100	66	114	9.8	0.3	17.9
香醋	100	79.7	68	3.8	0.1	13
甜麵醬	100	53.9	139	5.5	0.6	28.5
花生醬	100	0.5	600	6.9	53	25.3
豆瓣醬	100	46.6	181	13.6	6.8	17.1
蒜蓉辣醬	100	59.2	96	4.8	0.6	19.6
芝麻醬	100	0.3	630	19.2	52.7	22.7
郫縣辣醬	100	32.5	270	0.8	0.2	66.3
番茄醬	100	75.8	85	4.9	0.2	16.9
草莓醬	100	32.5	270	0.8	0.2	66.3
蘋果醬	100	30.4	278	0.4	0.1	69
腐乳（白）	100	68.3	135	10.9	8.2	4.8
腐乳（紅）	100	61.2	153	12	8.1	8.2
八角	100	11.8	281	3.8	5.6	75.4
胡椒粉	100	10.2	361	9.6	2.2	76.9
花椒	100	11	316	6.7	8.9	66.5
辣椒粉	100	9.4	290	15.2	9.5	57.7
五香粉	100	12.4	359	1	8	73.3

調味料	可食部分比例%	水分（g）	熱量（kcal）	蛋白質（g）	脂肪（g）	碳水化合物（g）
茴香籽	100	8.9	318	14.5	11.8	55.5
味精	100	0.2	268	40.1	0.2	26.5
鹽	100	0.1	0	0	0	0
酵母（乾）	100	4.4	372	47.6	1.7	45.5
白砂糖	100	0	400	0	0	99.9
冰糖	100	0.6	397	0.1	0	98.9
紅糖	100	1.9	389	0.7	0	96.6
蜂蜜	100	22	321	0.4	1.9	75.6

參考文獻：

[1] 中國疾病預防控制中心營養與健康所, 楊月欣。中國食物成分表：標準版（第6版/第一冊）。北京：北京大學醫學出版社，2018.08.

[2] 中國營養學會。中國居民膳食營養素參考攝入量（2013版）。北京：科學出版社，2014.

[3] Micha R, Wallace SK, Mozaffarian D. Red and processed meat consumption and risk of incident coronary heart disease, stroke, and diabetes: A systematic review and meta-analysis. Circulation. 121: 2271-2283. 2010.

[4] Aune D, Ursin G, Veierod MB. Meat consumption and the risk of type 2 diabetes: a systematic review and meta-analysis of cohort studies. Diabetologia. 52: 2278-2287. 2009.

[5] van Woudenbergh GJ, Kuijsten A, Tigcheler B, et al. Meat Consumption and Its Association With C-Reactive Protein and Ancient Type 2 Diabetes: the Rotterdam Study. Diabetes Care. 35: 1499-1505. 2012.

[6] Xu X, Yu E, Gao X, et al. Red and processed meat intake and risk of colorectal adenomas: a meta-analysis of observational studies. Int J

Cancer. 132: 438-448. 2013.

[7] Cross AJ, Ferrucci LM, Risch A, et al. A large prospective study of meat consumption and colorectal cancer risk: an investigation of potential mechanisms underlying this association. Cancer Res. 70: 2406-2414. 2010.

[8] Cade JE, Moreton JA, Hara B, et al. Diet and genetic factors associated with iron status in middle-aged women. Am J Clin Nutr. 82: 813-820. 2005.

[9] Moshe G, Amitai Y, Korchia G, et al. Anemia and iron deficiency in children: association with red meat and poultry consumption. J Pediatr Gastroenterol Nutr. 57: 722-727. 2013.

[10] Isik Balci Y, Karabulut A, Gurses D, et al. Prevalence and Risk Factor of Anemia among Adolescents in Denizli, Turkey. Iran J Pediatr. 22: 78-81. 2012.

[11] Xu B, Sun J, Sun Y, et al. No evidence of decreased risk of colorectal adenomas with white meat, poultry, and fish intake: a meta-analysis of observational studies. Ann Epidemiol. 178(2): 172-183. 2013.

[12] Kataja-Tuomola M, et al. High processed meat consumption is a risk factor of type 2 diabetes in the Alpha-Tocopherol, Beta-Carotene Cancer Prevention study. Br J Nutr. 103(12): 1817-1822. 2010.

[13] Kurotani K, Nanri A, Goto A, et al. Red meat consumption is associated with the risk of type 2 diabetes in men but not in women: a Japan Public Health Center-based Prospective Study. Br J Nutr. 110(10): 1910-1918. 2013.

[14] Lee JE, McLerran DF, Rolland B, et al. Meat intake and cause-specific mortality: a pooled analysis of Asian prospective cohort studies. Am J Clin Nutr. 98(4): 1032-1041. 2013.

[15] Takata Y, Shu XO, Gao YT, et al. Red meat and poultry intakes and risk

of total and cause-specific mortality: results from cohort studies of Chinese adults in Shanghai. PLos ONE. 8(2): e56963. 2013.

[16] Boyapati SM, Shu XO, Jin F et al. Dietary calcium intake and breast cancer risk among Chinese women in Shanghai. Nutrition & Cancer. 61(1): 36-46. 2009.

[17] Ronco AL. White meat intake and the risk of breast cancer: a case-control study in Montevideo, Uruguay. Nutrition Research. 23(2): 151-162. 2003.

[18] Qin B, Plassman BL, Edwards LJ, et al. Fish Intake Is Associated with Slower Cognitive Decline in Chinese Older Adults. J Nutr. 144(10): 1579-1585. 2014.

[19] Christen WG, SchaunbergDA, GlynnRJ, et al. Dietary n-3 fatty acid and fish intake and incident age-related macular degeneration in women. Arch Ophthalmol. 129(7): 921-929. 2011.

[20] Yusof AS, Isa ZM, Shah SA. Dietary patterns and risk of colorectal cancer: a systematic review of cohort studies(2000-2011). Asian Pac J Cancer Prev. 13(9): 4713-4717. 2012.

第 六 章
CHAPTER

減肥食物大閱兵——蛋奶篇

還是先給大家講一個我指導減肥的真實案例。今天要說的這位減肥學員叫K哥，是個職業模特兒。

他找我減肥的時候，體重不到70公斤，跟同身高的男性相比，已經算很瘦了。但是，他還是希望自己能更瘦一點，這是他職業的特殊需要。

在這種情況下，他減肥的難度會非常大。道理很簡單，從胖到不胖，相對還容易，但從瘦到精瘦，那就要難得多了。

必須強調，如果過度瘦身不是他職業的需要，我不會幫他「減肥」。因為我們討論的減肥都是在健康框架下的，而對於已經比較瘦的人還要減肥，使BMI過低，那就不建議了。

K哥「減肥」，必須吃得特別少，飲食控制難度很大，我只好特殊情況特殊對待。一方面，我在減肥方案裡，增加了運動和活動的比例，這樣就降低了飲食控制的難度；另一方面，我特別注意給他選擇一些能提供飽腹感的食物。

結果，K哥的運動和活動執行得都不錯，但問題還是出在了飲食上。只幾天的工夫，K哥說實在受不了了，太餓。

我給他進一步增加了膳食纖維的攝入比例，發現還是不行。甚至有一次，K哥還因為過度饑餓，引發了暴食。

我跟K哥做了一次面對面溝通，想找出到底是哪裡出了問題。因為按道理說，他的飲食方案設計得很完美，不至於飽腹感這麼差。

一聊才知道，原來我給他安排在食譜裡的一種特殊食物，他都沒吃，自己換成了水果。這種食物就是蛋白。

K哥不明白為什麼要吃那麼多蛋白。他說蛋白太難吃了，咽不下去，就偷偷換了別的。

其實，蛋白正是我給他的「秘密武器」。因為蛋白是特別好的提供飽腹感的食物。一般來說，遇到諸如健美運動員備賽這種難度比較大的減肥任務，我都會在他們的飲食裡安排不少蛋白，在不明顯增加熱量和脂肪的前提下，它能提供超強的飽腹感。

K哥說蛋白不好吃。我建議他多嘗試幾種加工方式，後來他不再用煮而改用煎的方法吃蛋了。

認真吃蛋白後，K哥的饑餓感控制住了，飲食計畫開始走入正軌。11周之後，K哥終於減到了他期望的體重，之後的體重也一直在這數字上下0.5公斤浮動，保持得非常不錯。

　　這一章，我就給大家講講蛋奶類食物和減肥的關係。除了蛋白這種神奇的減肥「祕密武器」，我還會講講喝牛奶是怎麼幫助減肥的。

科學共識：喝牛奶能減肥

可能很多人都想不到，喝牛奶居然能減肥。

實際上，牛奶有助於減肥，在營養學界是早已經被公認的事。當然，理論上說，所有乳製品也都跟牛奶一樣，有助於減肥，但不少乳製品脂肪含量高、熱量高，也就抵消了它們的減肥優勢。

在這裡我需要強調，出於減肥的考慮，我只建議大家喝牛奶和優酪乳，而奶油、乳酪、黃油、奶乾等乳製品是不建議吃的，除非你能買到零脂肪的產品。

我們先說說喝牛奶減肥的事兒。

首先，有人覺得減肥不能喝牛奶，為什麼？因為牛奶有營養。牛奶確實是一種很有營養的東西，但是「有營養」跟「讓人發胖」不能畫等號。

維生素也是營養，但不管吃多少維生素，人都不會發胖。營養素是一個大類，其中只有有熱量的營養素才能讓人發胖，而維生素、礦物質等是不會的。

營養素裡面，有熱量的東西就是碳水化合物、脂肪、蛋白質。這三樣東西之外的營養素都不會讓人發胖。

牛奶營養價值高，其中維生素、礦物質種類豐富，含量也很理想，但是牛奶熱量並不高，每100克只有60千卡左右，跟梨差不多。牛奶熱量不高，主要的原因是牛奶裡水分含量很大。水分多的東西熱量就比較低，我之前講過這件事。

牛奶為什麼對減肥有好處呢？首先，這跟牛奶裡的鈣有關。

補鈣減肥，很多人聽起來可能覺得匪夷所思。實際上，補鈣的確有一定減肥作用，甚至在有些情況下，作用還非常明顯。

20世紀80年代就有這類研究。當時有一項針對一萬多人的流行病學研究，發現乳類食品（乳類食品能提供優質和足量的鈣）吃得越多的人越瘦。之後的幾十年裡，不斷有大量的研究也都認同了這種觀點。

但流行病學研究畢竟是基於一種觀察，補鈣到底能不能減肥，還要有實驗研究的佐證。在這方面的研究中，比較經典的是Zemel小組的一系列探索。

比如其中一項研究對比了相同飲食情況下補鈣和不補鈣對體重的影響：吃一樣的東西，24周後，高鈣組（每天額外補充800毫克鈣）比對照組體重多減少26%，而每天額外補充1200 ～ 1300毫克鈣的一組，體重多減少70%。

但也有一些研究發現補鈣對體重控制沒有明顯作用。比如2008年Lano和Barnard等的隨機對照實驗發現，在不限制飲食的情況下，高鈣飲食對體重變化沒有明顯的影響。這項研究結果為什麼沒有支持補鈣有助於減肥？很可能就是因為沒有限制飲食。所以現在一般認為，高鈣膳食想要起到減肥的作用，應該配合飲食控制，必須少吃。

那有人可能就想了，本來少吃就能減肥，既然都少吃了，何必補鈣呢？實際上，如果少吃的同時有效補鈣，可能減得更多，就是這麼簡單。

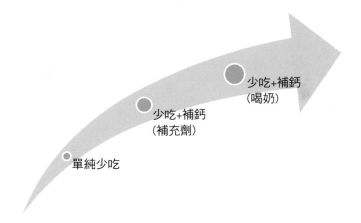

幾乎所有的減肥方法想要有效，都需要飲食控制。拿極端的減肥方法——吃減肥藥來說，很多研究發現，如果不配合有效的飲食控制，減肥藥就發揮不出明顯的作用。再或者，生酮飲食減肥法看起來「不控制」飲食，其實有隱形的飲食控制，而且非常嚴格繁複。

就是說，如果不配合飲食控制，補鈣減肥可能就沒有明顯的效果。另外，還有些人在減肥前鈣的攝入量就比較高，基礎鈣營養比較好，那麼補鈣減肥的效果也可能不明顯。

也就是說，以前鈣攝入量少，補鈣減肥效果可能更好；以前鈣攝入量比較多，那補鈣減肥可能就沒什麼效果了。Zemel小組和Major等的研究認為，以前鈣攝入量在500～600毫克／天以下，則補鈣減肥可能得到更明顯的效果。

我們現在已經知道，補鈣可能幫助減肥，而我們日常飲食裡，最好的鈣來源就是牛奶，這就是適當多喝牛奶有助於減肥的原因。

當然，還是要強調，喝牛奶減肥跟補鈣減肥一樣，也要配合飲食控制。在整體熱量控制得好，有熱量缺口的情況下，飲食中多安排一些牛奶，提供更充足的鈣，對減肥是有好處的。

實際上，很多補鈣減肥的相關實驗，就是直接用增加牛奶攝入量來增加鈣攝入量的。甚至有一些（注意，不是所有）實驗發現，只有靠喝牛奶補鈣，才能獲得減肥的效果，單純使用鈣補充劑是無效的 [註1，註2，註3]。

除了提供大量優質的鈣，牛奶還有另外一個有助於減肥的優勢，我們先來看一個實驗。有一項研究把一些肥胖的非洲裔美國人分成兩組，一組多喝牛奶，另一組作為對照正常飲食，不增加牛奶的攝入量。當然，兩組受試者也都做了飲食限制，減少了熱量攝入。實驗結果發現，多喝牛奶的這一組減少的體重和身體脂肪是對照組的2倍！而且，多喝牛奶的一組瘦體重的丟失也明顯

低於對照組 [註4]。

我們可以把瘦體重通俗地理解成肌肉。這個實驗告訴我們，多喝牛奶不但非常有助於減肥，而且還能幫我們在減肥時保持肌肉，減肥少減肌，甚至減肥不減肌。

這是什麼原因呢？因為牛奶裡還有以酪蛋白為主的優質蛋白質。

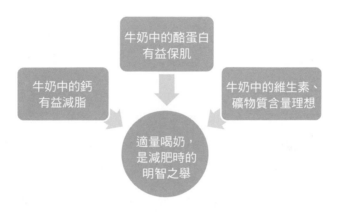

我們講過，減肥時適當提高蛋白質攝入量，非常有助於保持肌肉。牛奶就是很好的蛋白質來源，多喝牛奶，能增加蛋白質攝入量。而且，牛奶裡的蛋白質，其中80%是一種特殊的蛋白質——酪蛋白。有很多研究發現，相比其他蛋白質，酪蛋白保持肌肉的效果特別突出 [註5]。

這裡我要順便說一個重要的理念：補充劑和天然食品的辯證關係。

經常有人問我，減肥也好，增肌也好，要增加蛋白質攝入，那我不吃肉，直接喝蛋白粉，是不是也一樣？單從蛋白質角度講，可能的確差不多，但考慮到其他營養素可就不一樣了。

補充劑，只是補充單一的或者有限的幾種營養素。比如蛋白粉，裡面就只有濃縮的蛋白質，只能起到補充蛋白質的作用。但天然的蛋白質食物，比如肉蛋奶，裡面不僅有蛋白質，還有很多其他營養素，如維生素和礦物質。

喝蛋白粉，我們獲得了蛋白質，但是不能同時獲得其他營養。而吃肉蛋奶，我們獲得蛋白質的同時，還攝入了很多其他營養素，當然更「划算」。這就是差別。

喝牛奶減肥這件事也一樣。單純考慮鈣的因素，不喝牛奶，用鈣補充劑補充鈣，也可能有助於減肥，但與喝牛奶相比，就沒有了酪蛋白保持肌肉的好處。

減肥的時候，我們永遠要記住一點：**只要沒有對特殊食物不耐受等不得已的情況，那就一定要保證天然的基礎飲食，必要時才輔助使用補充劑。**

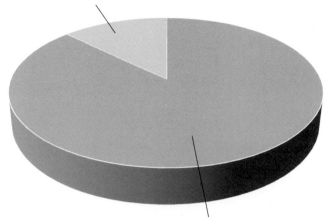

補充劑的營養素構成有針對性，種類相對少，適合有特殊需要時單獨補充。最好做為飲食的輔助

天然食物的營養素構成相對複雜多樣，是健康人飲食中「不可替代」的基礎。一定要做為飲食的主力

現在總結一下，**減肥時適當增加牛奶（或優酪乳）的攝入量，對減肥非常有好處**。如果實在不能喝牛奶，也可以考慮適量補充鈣補充劑。對於健康者，唯獨需要注意的是，不管天然食品的鈣還是補充劑來源的鈣，一天總量不建議超過2000毫克（每100毫升牛奶平均可提供約120毫克鈣）。

最後，牛奶裡還有一種對減肥或許稍微有利的物質，就是共軛亞油酸。

很多人可能聽說過共軛亞油酸，英文簡稱CLA。大部分人知道CLA，是因為它是一種保健食品。想減肥的人，可能就會被推薦服用CLA膠囊。

共軛亞油酸保健品有沒有明確的減肥功能還不好說，而且這類東西價格都比較貴，相比於它可能具備的減肥作用來說，性價比非常低。而且，共軛亞油酸保健品一般都是人工合成的，長期服用的安全性如何，目前還缺少更多、更深入的研究。

實際上，共軛亞油酸在有的食物裡也有，含量比較多的就是乳製品。所以，我們減肥時多喝一點牛奶或者優酪乳，從攝取共軛亞油酸的角度說，成本低，而且沒有安全隱患，還可能對減肥有利，何樂而不為呢？

喝牛奶不健康嗎？

民間有一種說法，說喝牛奶不健康。有個別研究者也持這種態度，比如他們喜歡說，牛奶當中存在一些激素（如IGF-1等），攝入後對健康不利。

實際上，喝牛奶有害健康的假設，目前還遠遠缺乏明確的證據，也根本沒有得到主流營養學界的認可。所以，喝牛奶是安全的。

關於營養學的問題，科學的態度始終應該是：看主流營養學界怎麼說，看官方和權威的指南。

主流的東西不一定都比非主流的好，但是在營養學問題上，始終還是主流觀點比較可靠，因為它在更長的時間裡被更多的研究驗證。

說回到牛奶。總的來說，牛奶很有營養，是我們飲食當中優質蛋白質、鈣、維生素A、維生素B2等營養素的重要來源。牛奶中的蛋白質含量約為3%，脂肪、碳水化合物含量差不多也是這個比例。牛奶裡的糖比較特別，主要是乳糖，乳糖有一定調節胃腸功能的作用，比如調節胃酸、促進腸道蠕動、促進消化液分泌等。另外，乳糖還能促進鈣、鐵、鋅的吸收，尤其是鈣。一般來

説，健康人只要每天喝足夠多的牛奶，鈣的攝入量都沒問題。反過來說，沒有喝牛奶習慣的人，就要考慮自己的鈣攝入量是否充足了。

而且，適當多喝牛奶，還有利於降低一些疾病的發病風險。一般認為，增加牛奶攝入量，可以促進人體骨密度的提高 [註6]，低脂奶還可能降低乳腺癌的發病風險 [7]。還有一些研究認為，多喝牛奶可以降低結直腸癌、高血壓的發病風險 [註8，註9，註10]。

目前主流營養學界不支持任何「牛奶威脅論」。綜合大量研究來看，總的來說，牛奶是對健康有利的東西，低脂、脫脂奶可能更加安全。有人問，「減肥時喝牛奶，是不是選擇脫脂牛奶更好？畢竟這樣脂肪更少，熱量也更低，對嗎？」實際上，牛奶中的脂肪含量一般只有3%左右，一盒250毫升的牛奶，也只有7～8克脂肪，熱量畢竟有限。所以，如果牛奶喝得不是太多，每天200～300毫升，喝全脂牛奶問題不大。反過來說，牛奶的營養很多都在脂肪裡面，比如一些重要的脂溶性維生素。所以，喝全脂牛奶，雖然熱量攝入稍微高了一點，但是同時還獲得了不少可貴的營養素。

如果在減肥期間牛奶喝得比較多，比如超過300毫升/天，那麼就建議你改喝脫脂或者低脂牛奶了。

Yogurt 是好東西還是壞東西？

我們再單獨説説 Yogurt——優格、優酪乳、酸奶。

對於 Yogurt，目前有兩方極端的論調：一方説，Yogurt 是特別好的東西，喝牛奶沒用，必須喝 Yogurt；另一方説，Yogurt 不是好東西，會帶來各種各樣的健康問題。

説 Yogurt 不健康，這當然是子虛烏有的事，我們完全不用花篇幅去批駁這種滑稽的論調。我們重點説説，Yogurt 跟牛奶相比，到底有沒有巨大的差別，Yogurt 的健康價值到底怎麼樣。

先説説 Yogurt 的種類。液體 Yogurt 坊間稱為優酪乳，固體 Yogurt 坊間稱為優格。

有人説，固體優格好，液體的不叫優格。其實所謂的液體優酪乳叫作攪拌型優酪乳，它是優格在罐裝前或者罐裝過程中攪碎做成的。當然，在這個過程中，有的優酪乳可能加入了一些果汁、果粒之類的東西，來獲得不同的風味。

但是，優格和優酪乳並沒有本質的區別，其實都是一種東西。

還有一種東西叫乳酸菌飲料，很多人覺得它也是優酪乳的一種。實際上，這東西跟攪拌型優酪乳就不是一回事了。發酵乳飲料、乳酸菌飲料都不叫優酪乳。

跟牛奶相比，優酪乳具備牛奶的一些基本營養功能，比如促進骨骼健康，提供優質的蛋白質等。但同時，優酪乳也具有比牛奶更多的健康價值。

首先，優酪乳中，乳糖被不同程度地變成了乳酸，蛋白質和脂肪也被不同程度地水解，裡面有不少游離氨基酸和肽，所以優酪乳一般來說比牛奶更好消化一點。不過大家注意，這個好處對健康人來說其實也算不上特大的好處。健康者消化功能本來就很健全，這一點點好消化的優點完全體現不出來。但是對有乳糖不耐症的人、老年人、小孩和消化不好的人來說，喝優酪乳一般就比喝牛奶好一些 [註11]。另外，優酪乳的pH值比較低，這樣優酪乳裡的鈣、鎂等礦物質在一定程度上呈現離子狀態，更容易被人體吸收利用。

其次，優酪乳裡面最為人稱道的就是益生菌，很多人覺得它很神，甚至把它宣傳得有點包治百病的意思。真實情況是，益生菌並沒有傳說中那麼誇張的保健效果，但它有保健作用這件事是被肯定的。比如益生菌可以治療大部分因為輪狀病毒感染導致的急性兒童腹瀉，可以縮短腹瀉持續時間，減少排便次數。還有不少研究能證明益生菌有助於治療克羅恩病、潰瘍性大腸炎、急性回腸炎、抗生素相關性腹瀉等疾病，甚至跟傳統藥物一樣有效。另外，還有不少研究能證明益生菌對腸躁症有一定的治療作用。

第三，優酪乳能治療便秘，這可能是對的。當然需要強調，這還要看便秘的原因，也不是説優酪乳對什麼便秘都有效。但總的來説，多數研究顯示優酪乳對便秘有改善作用，每天喝100～200克優酪乳就能起到這種作用。

説到優酪乳能改善便秘，這對減肥來説就很有用了。因為在減肥過程中，有些人可能出現排便減少，甚至便秘的情況。這一般是因為減肥期間食物攝入量減少，糞便量自然也就減少，人排便可能不會那麼順暢。

最後，優酪乳對根除幽門螺旋桿菌可能也有好處。比如有研究顯示，治療幽門螺旋桿菌，三聯療法配合喝一點優酪乳，效果更好。

還有些研究認為喝優酪乳能降低感冒的發病率或者改善感冒症狀，但是優酪乳的這種好處現在還不能明確。同樣的，有些研究認為優酪乳有改善呼吸道過敏症狀的作用，比如對哮喘和過敏性鼻炎有好處，這種觀點仍然還不能明確。

總的來説，優酪乳是好東西，除了具備牛奶的健康功效之外，還具備更多健康價值。但是，如果我們過分推崇優酪乳，甚至否定牛奶的健康功效，那就走極端了。喝牛奶、喝優酪乳，都是健康飲食習慣，尤其單從減肥的角度講，它們的好處是差不多的。

優酪乳中
的有益菌利
於腸道健康

優酪乳中的
營養物質更好消化，
適合老人、小孩食用

優酪乳不含乳糖，
適合乳糖不耐症者食用

最好的減肥食物——蛋白

如果讓我舉出幾種最適合減肥時吃的食物,那麼蛋白肯定是其中的一種。主要有以下幾個原因。

首先,蛋白的熱量很低,因為它基本上只有蛋白質和水。而雞蛋裡的脂肪都在蛋黃裡。其次,蛋白的蛋白質非常適合人體吸收利用(生物價高),而且含量不算低。減肥的時候,蛋白是一個極好的優質蛋白質來源。第三,蛋白的蛋白質還特別能提供飽腹感。一般來說,我給我的減肥學員安排飲食加餐,往往要有蛋白。健美運動員備賽的時候,蛋白也是少不了的「抗餓」食物。如果此時覺得特別餓,吃兩三個水煮蛋白,等一小會兒,饑餓感就能明顯緩解。

說到蛋白,我順便說一個題外話。我的減肥學員經常跟我反應,減肥時多吃蛋白,雖然減肥效果很好,但也常被兩件事「困擾」。第一個困擾,減肥的時候一天往往要吃好幾個蛋白,那剩下的蛋黃怎麼辦?扔掉太浪費了!對此我一般會建議,可以把蛋黃凍起來,給流浪貓流浪狗吃,或者送到流浪動物救助站。或者讀者們有什麼更好的辦法也可以回饋給我。

第二個困擾,就是覺得蛋白太難吃了,怎麼辦?一般來說,

吃蛋白最簡單的方法就是水煮雞蛋，剝開後取蛋白食用。這種方式的優點是簡單、方便攜帶，可以讓蛋白在很多場合作為加餐來吃。如果不愛吃煮蛋白，只要稍微花一點心思，就可以把蛋白做得很好吃。比如蒸雞蛋羹，或者炒著吃，都是不錯的選擇。甚至，可以把蛋白和一些全麥粉做成小麵包。吃雞胸肉的時候，還可以把雞胸肉攪碎，與蛋白混合，取不沾鍋，倒少油煎成雞胸肉餅，也是一種特別好的減肥食物。

所以，減肥的時候，只要花點心思，發揮自己的創造力，簡單的食物也可以做得很好吃。

題外話聊完了，我們繼續說雞蛋。

有的人聽說，雞蛋膽固醇高，不健康，其實這是不需要擔心的。

如果吃蛋白，完全不用擔心膽固醇，因為它裡面無非就是蛋白質和水，很「乾淨」。即使說膽固醇都在蛋黃裡，我們吃全蛋也不能說就不健康。現在營養學界發現，健康者哪怕多攝入一點食物膽固醇，也不會帶來明確的健康問題。

減肥的時候，我一般建議，全蛋也要吃，另外多吃幾個蛋白，這對大多數人來說是完全沒問題的。

我進一步說說雞蛋與健康的關係。雞蛋是人很重要的營養來源，營養非常豐富。雞蛋的脂肪含量也不算高，大概10%，而且基本都集中在蛋黃裡。

首先我們看看人們最關心的雞蛋和血膽固醇值的關係。雞蛋

裡的膽固醇含量大概是每100克雞蛋（可食用部分）585毫克，相當於一個雞蛋有200～300毫克膽固醇，確實不能算低。但是現在更多研究已經證實，對於大多數人來說，膳食膽固醇並不會直接引起血膽固醇值升高。研究一般認為，人群中膽固醇代謝不好的人只有15%～25%，大多數人可以「應付」較高的膳食膽固醇。膽固醇代謝不好的人攝入膽固醇，會更多地升高血膽固醇水平（大概是膽固醇代謝良好的人的3倍），所以這些人攝入膽固醇時需要注意一些，但也不用過分緊張。

所以，雞蛋完全可以吃，從膽固醇的角度來說，健康人每天攝入1～2個雞蛋，在營養方面獲得的好處遠遠高於雞蛋可能帶來的負面影響 [註12，註13]。

再從心血管疾病的角度來講，研究一般認為，每天一個或更多雞蛋，不會增加健康者心血管疾病的發病風險 [註14]。

同樣，相對充足的研究也能證明，適量吃雞蛋不會增加2型糖尿病、某些腫瘤的發病風險 [註15，註16，註17]。

所以，適量吃雞蛋並不會帶來什麼健康問題。尤其是在減肥期間，在熱量負平衡的時候，適量吃雞蛋對健康者來說更是有利無害的。

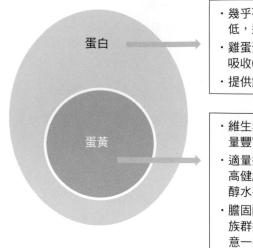

蛋白
・幾乎不含脂肪,熱量低,適合減肥者食用
・雞蛋蛋白質適合人體吸收(生物價值高)
・提供飽腹感

蛋黃
・維生素、礦物質含量豐富
・適量攝入並不會升高健康者的血膽固醇水平
・膽固醇代謝不好的族群攝入時需要注意一些

最後我來教大家怎麼識別蛋奶類食物的熱量。我們看口訣:

「**牛奶優酪乳**0.6,**各種蛋白**0.5,**鴨鵝蛋類**2.0,**雞蛋只有**1.5。」

牛奶、優酪乳的熱量很低,平均大約只有60千卡/100克。當然,這裡的優酪乳主要是指各種原味優酪乳。現在有些優酪乳為了提升口感,添加了各種果乾、堅果,熱量就明顯提高了。

「各種蛋白0.5」就是指各種蛋白,如雞蛋、鴨蛋、鵝蛋的蛋白熱量約50千卡/100克。

最後說說全蛋。全蛋裡面,鴨蛋、鵝蛋的熱量要比雞蛋大。「2.0」的意思是鴨蛋、鵝蛋的熱量約200千卡/100克,「雞蛋只有1.5」的意思是雞蛋的熱量只有約150千卡/100克。

當然，這都是說生蛋的單位熱量。如果是蒸雞蛋羹、煮雞蛋，單位熱量就比較低了；如果是煎蛋，烹飪時使用額外的油，單位熱量肯定會提高。

《蛋奶類食物熱量表》

蛋奶類食物	可食部分比例%	水分（g）	熱量（kcal）	蛋白質（g）	脂肪（g）	碳水化合物（g）
雞蛋（全蛋）	88	74.1	144	13.3	8.8	2.8
鴨蛋（全蛋）	87	70.3	180	12.6	13	3.1
鵝蛋（全蛋）	87	69.3	196	11.1	15.6	2.8
鵪鶉蛋	86	73	160	12.8	11.1	2.1
雞蛋白	100	84.4	60	11.6	0.1	3.1
鴨蛋白	100	87.7	47	9.9	0	1.8
鵝蛋白	100	87.2	48	8.9	0	3.2
雞蛋黃	100	51.5	328	15.2	28.2	3.4
鴨蛋黃	100	44.9	378	14.5	33.8	4
鵝蛋黃	100	50.1	324	15.5	26.4	6.2
牛奶	100	89.8	54	3	3.2	3.4
羊奶	100	88.9	59	1.5	3.5	5.4
優酪乳	100	84.7	72	2.5	2.7	9.3
乳酪（乾酪）	100	43.5	328	25.7	23.5	3.5

參考文獻：

[1] Zemel MB, Thompson W, Milstead A, Morris K, Campbell P. Caclium and dairy acceleration of weight and fat loss during energy restritcion in obese adults. Obes Res. 2004, 129(4): 582-590.

[2] Faghih Sh, Abadi AR, Hedayati M, Kimiagar SM. Comparison of the effects of cows' milk, fortified soy milk, and calcium supplement on weight and fat loss in premenopausal overweight and obese wome. nNutr Metab Cardiovasc Dis. 2011, 21(7): 499-503.

[3] Lorenzen JK, Nielsen S, Holst JJ, Tetens I, Rehfeld JF, Astrup A. Effect of dairy calcium or supplementary calcium intake on postprandial fat metabolism, appetite, and subsequent energy intake. Am J Clin Nutr. 2007, 85(3): 678-687.

[4] Zemel MB, Richards J, Milstead A, Campbell P. Effects of calcium and dairy on body composition and weight loss in African-American adults. Obes Res. 2005, 13(7): 1218-1225.

[5] Dembling RH, DeSanti L: Effect of a hypo caloric diet, increased protein intake and resistance training on lean mass gains and fat masslo ss in overweight police officers. Ann Nutr Metab. 2000, 44: 21-29.

[6] Zheng W, Ding M, Zhang YM, et al. Milk intake increase bone mineral content through inhibiting bone resorption: meta-analysis of randomized controlled trials. e-SPEN. 2013, 8(1): el-e7.

[7] Dong JY, Zhang L, He K, et al. Dairy consumption and risk of breast cancer: a meta-analysis of prospective cohort studies. Breast Cancer Res Treat. 2011, 127(1): 23-31.

[8] Ralston RA, Turby H, Palermo CE, et al. Colorectal cancer and non fermented milk, solid cheese, and fermented milk consumption: a systematic review and meta-analysis of prospective studies. Ctr iRev Food Sci Nutr. 2014, 54(9): 1167-1179.

[9] Soedamah-Muthu SS, Verberne LD, Ding EL, et al. Dairy consmuption and incidence of hypertension: a dose-response meta-analysis of prospective cohort studies. Hypertension. 2012, 60(5): 1131-1137.

[10] Chen M, Sun Q, Giovannucci E, et al. Dairy consumption an drisk of type 2 diabetes: 3 cohorts of US adults and an updated meta-analys.i sBMC Med. 2014, 12: 215.

[11] 鐘燕，黃承鈺，何濤，等。益生菌和優酪乳對乳糖不耐受者的作用研究。營養學報，2005，(05): 55-59.

[12] Weggemans RM, Zock PL, Katan MB. Dietary cholesterol from eggs increases the ratio of total cholesterol to high-density lipoprotein cholesterol in humans: a Meta-analysis. Am J Clin Nutr. 2001, 73 (5): 885-891.

[13] Mcnamara DJ. The impact of egg limitations on coronary heart disease risk: do the numbers add up? J Am Coll Nutr. 2000, 19(5Suppl): 540S-548S.

[14] Shin J Y, Xun P, Nakamura Y, et al. Egg consumption in realtion to risk of cardiovascular disease and diabetes: a systematic review adn Metaanalysis. Am J Clin Nutr. 2013, 346: e8539.

[15] Kurotani K, Nanri A, Goto A, et al. Cholesterol and egg itnakes and the risk of type 2 diabetes: the Japan Public Health Center-basedr oPspective Study. Br J Nutr. 2014, 112(10): 1636-1643.

[16] Li F, Zhou Y, Hu R T, et al. Egg consumption and the risko f bladder cancer: a Meta-analysis. Nutr Cancer. 2013, 65(4): 538-546.

[17] Xie B, He H. No association between egg intake and prostaet cancer risk: a Meta-analysis. Asian Pac J Cancer Prev. 2012, 13(9): 4677-4681.

第 七 章

CHAPTER

減肥食物大閱兵——果蔬篇

　　我一個朋友的同事挺胖，聽說素食能減肥，一咬牙下決心開始吃素，什麼肉都不吃。她以為自己這次一定能瘦，結果這樣吃了2個月，體重一點兒都沒變，感覺身上的肉還比以前多了。她覺得很委屈，自己辛辛苦苦忍著，好多愛吃的都沒吃，結果也沒瘦下來。

　　我們來看看她是怎麼吃素的。

　　肉都不吃了，以前愛吃的速食、紅燒肉、燒烤，現在都不吃了。但是她以為只要不吃肉了，素食就可以敞開了吃，結果香蕉、榴槤、酪梨這些熱量比較高的水果，她一頓吃好多。有奶油和乳酪的馬鈴薯泥、奶茶毫不忌諱，蜜三刀甜點、薯片這些高熱量的小吃零食也一直不斷。做菜的時候，因為沒有肉，為了好吃，就放好多油。這樣，雖然蔬菜本身熱量很低，但炒出來油亮亮的，多了不少熱量。

這麼吃了一段時間，她發現自己不但沒瘦，還胖了。她有點擔心，覺得自己可能是甜品吃得太多，奶油吃得太多，於是這些東西乾脆不吃，都換成了喜歡吃的水果。餓了，就吃辣椒醬拌米飯。

改變了飲食之後，她確實比以前瘦了一些，但最終還是沒比吃素之前更瘦，只是勉強把吃素長胖的那部分體重減下去了一點。而且吃素後，她覺得自己身上的肉比以前更鬆了。

最後，剛過2個月，她不得不結束了吃素減肥的方法，恢復了正常飲食。轟轟烈烈的素食減肥無疾而終。

吃水果真的能減肥嗎？

　　很多人模模糊糊地知道，減肥應該多吃水果，市面上也流傳著各種不同版本的水果減肥法。水果與減肥到底是什麼關係呢？吃水果不會讓人變胖嗎？吃水果一定能瘦嗎？減肥的時候水果應該怎麼選擇？又該吃多少？這一章的前兩節就給大家說說減肥和水果的這些事兒。

　　我在《這樣減肥不反彈》這本書裡，講過一個想要靠吃水果減肥結果反而增肥的案例。那個減肥的女孩，把水果當成了減肥藥，認為只要吃水果就能減肥，於是每天跟吃藥似的，在日常飲食的基礎上，額外吃好多水果，結果人不但沒瘦反而胖了。

　　水果當然不是減肥藥，正常飲食基礎上又額外多吃了好多水果，熱量攝入增加了，人當然會胖。但是很多人，真的就把水果當成減肥藥，認為只要吃水果，人就能瘦。

　　之所以會有這種誤解，原因可能是市面上一直流傳著很多版本的水果減肥法。人們老聽說各種吃水果減肥的事兒，聽久了，慢慢就認為吃水果有減肥作用了。

　　水果本身並不具備減肥的作用，只不過有些水果當中確實有一些特殊的物質，有的能減少食物中一些熱量的吸收，有的能有

一點點抑制脂肪合成的作用。但這些可能的功效都非常小，根本起不到減肥作用。你可能多吃一口饅頭，水果的那丁點兒減肥作用就被抵消了。

營養學界有句話被用得很濫，但那是大實話，就是「脫離劑量談作用都是耍流氓」。有的水果裡有能促進減肥的東西，不代表這些東西就足夠多，足以能讓人瘦下來。

有和有多少，完全是兩個意思。理論上有效和真的有用，也不是一回事。

但還有一類說法就是完全胡說了。比如說水果能排毒、清腸，所以有減肥的作用。很多減肥偽科學，包括養生、美容偽科學，都用排毒、清腸說事兒。其實，現代醫學框架下根本沒有所謂排毒、清腸的概念。健康人的腸道裡，也根本沒有傳說中的所謂大量宿便。

末端消化道只是糞便通過的場所，不是儲存糞便的場所。健康者根本不可能有大量長期滯留在腸道裡的糞便（就算有腸道疾病的人，也極少有這種情況）。況且，排便這件事跟減肥也沒有必然聯繫，排點糞便，人身上的肥肉就少了？

有人覺得排便就是「排毒」。為什麼所謂的「毒」就能讓人變胖呢？汞有毒，中毒會讓人精神異常，會讓人胖嗎？鉛有毒，中毒會讓人心肌受損，會讓人胖嗎？砒霜有毒，會讓人胖嗎？你用單純的思維去琢磨一下，中毒的人變得消瘦更合理，還是變得肥胖更合理呢？

整天講「排毒」的人，只會説身體裡有「毒素」，卻沒有一個人能説清到底是什麼毒素。這些所謂毒素只是人們想像出來的罷了。

　　還是那句話，沒有多餘的熱量，人無論如何也不會變胖。

　　有人可能會問，那為什麼市面上會流行「7天蘋果減肥法」之類的水果減肥法呢？而且這麼吃，人確實瘦了啊。

　　我們就拿「7天蘋果減肥法」來舉例。這種方法，7天裡什麼都不吃，每天只吃點蘋果。這麼吃，人當然會瘦，因為熱量攝入降低了。

　　蘋果本身熱量比較低，就算吃蘋果吃到飽，一頓也攝入不了多少熱量。另外，每天只吃蘋果，口味單一，人的食欲就會降低，自然而然吃得少。以前每天吃一大堆甜食和油膩的東西，現在都不吃了，每天只吃點蘋果，這樣吃，人能不瘦嗎？

　　這類水果減肥法就是變個花樣讓人極端少吃而已。如果把水果換成蔬菜、蛋白、玉米，換成任何低熱量的食物，都可以成功地讓你的體重減下來。我甚至可以發明一種漢堡減肥法，每天什麼都不吃，只吃一個小漢堡，這樣吃1個月你不瘦6公斤才怪。

　　但是有的人可能會想，能減下來體重就行。實際上，這種減肥方法只能短期臨時使用，因為這樣減下來的體重很快就會反彈，根本無法保持。道理很簡單，你不可能一輩子什麼都不吃，每天只吃一點水果，當你恢復正常飲食之後，人當然就會胖回去。

所以，想用這種減肥方法瘦一輩子是完全不可能的。而且，長期使用這種方法，對人體健康也有巨大的甚至毀滅性的傷害。因為長期用水果替代正常飲食，飲食結構過於單一，且非常容易造成營養不良，首當其衝的是蛋白質營養不良。絕大多數水果蛋白質含量都非常低。如果一日三餐都以水果為食，長期如此，蛋白質肯定吃不夠。而蛋白質是維持人正常生理活動非常重要的營養物質，嚴重的蛋白質營養不良可能會危及生命。

就算中短期蛋白質攝入明顯不足，也很容易造成免疫力降低、肌肉流失、皮膚頭髮變差等問題。

水果不是減肥藥，我們不能指望長期靠水果減肥法來減肥，水果只是對減肥有一定好處，前提是你要會吃水果，而且適當搭配整體飲食、運動、活動等。

為什麼這麼說？也沒什麼深奧的原理，就是因為水果體積大、水分多、熱量低，這樣多吃水果，人更容易飽，實際攝入的熱量也就少了。另外，水果裡膳食纖維含量比較豐富，這也有助於提高人的飽腹感，幫助減肥。

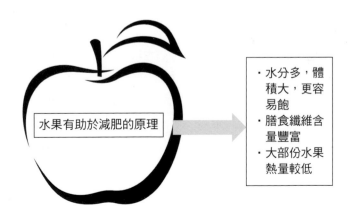

水果有助於減肥的原理 →
· 水分多，體積大，更容易飽
· 膳食纖維含量豐富
· 大部份水果熱量較低

所以說水果能減肥是不對的，只能說，水果間接地對減肥有幫助而已。任何食物本身都不能減肥，關鍵就是看怎麼吃、怎麼安排和搭配。

從一些相關研究當中，我們也能看出水果幫助減肥的效果。比如一項針對77名肥胖患者的對照實驗發現，在給予飲食指導、適當減少熱量攝入的情況下，增加水果攝入量能使肥胖者的體重減輕 [註1]。

但是，水果如果吃得不對，或者其他飲食控制得不好，再或者運動、活動沒有配合好，水果就可能連幫助減肥的作用都起不到了。比如有一項對包括10個歐洲國家的373,803名研究對象，平均隨訪5年的研究觀察到，水果攝入量跟體重變化無關，水果沒有幫助減肥 [註2]。

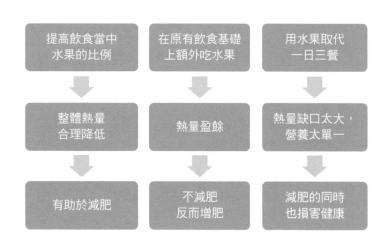

哪些水果是減肥「地雷」？

水果有助於減肥，因為相對來說，大多數水果體積大、熱量低，在飲食當中適當多安排水果是有助於減肥的。但是，對減肥來說，怎麼吃水果很重要。

我以前給大家講過一個故事，主角是我一個同學，結婚之後開始發胖。他也曾經減過肥，方法就是吃水果。他的減肥方法是，晚上不吃飯，只吃水果。吃水果吃什麼呢？他瞭解到西瓜熱量很低，所以吃了1個月西瓜，但人沒瘦還胖了3公斤。他是怎麼吃西瓜的呢？正趕上夏天，薄皮大西瓜一個20多斤，他每天晚上吃半個！很多人也不理解，不吃晚飯，吃西瓜這種熱量很低的水果，人怎麼還能胖起來呢？

其實不奇怪，我們計算一下就知道了。

西瓜確實是典型的低熱量水果，每100克只有26千卡左右的熱量，比茼蒿、菠菜、青花菜這些蔬菜的熱量還低。但是這種低熱量水果，不是想吃多少就可以吃多少的。西瓜雖然熱量低，但很容易吃多。夏天，很多飯量不大的女孩子也很容易一次吃掉半個中等大小的西瓜。我估算了一下，我這個同學每天晚上至少可以吃掉6斤的西瓜肉。

6斤西瓜肉的熱量大概是多少呢？大約780千卡，相當於約700克米飯！所以天熱的時候抱著西瓜吃，一不小心可能就輕鬆吃掉了1斤多米飯。

這就是説，多吃水果雖然有助於減肥，但也不可以隨便吃。水果熱量再低，吃得多，熱量攝入總量還是會高。比如蘋果，每100克大約是54千卡熱量，相當於米飯的一半左右。我們吃米飯，一碗大概100～150克，而一個稍大一點的蘋果可能就有200～300克。這麼一算，還真是一個蘋果的熱量等於一碗米飯。

更不要説，不是所有的水果熱量都小，有些水果熱量不但不小，還很大，吃這些水果要格外小心。比如榴槤，熱量是每100克約150千卡，而米飯的熱量只有每100克約116千卡；再比如椰子肉，熱量更是高達每100克241千卡，是米飯的2倍還多。

減肥時不建議吃的高熱量水果主要有：棗、山楂、榴槤、酪梨、熟香蕉、波羅蜜、椰子肉等等。

所以總結一下，多數水果體積大、熱量低。低熱量水果可以適當多吃一點。一般來説，水分越大的水果，熱量越低。**推薦大家減肥的時候可以適當多吃的低熱量水果主要有：白桃、李子、杏、青梅、櫻桃、草莓、木瓜、楊梅、陽桃、枇杷、白蘭瓜、甜瓜、西瓜等。**

還是那句話，適當多吃不代表可以無節制地吃，剛才的故事裡面也講了，即使是低熱量水果，仍然要注意不要吃得過多。至於高熱量水果，減肥時最好不吃，或者只吃極少量。

最後，減肥期間，水果最好什麼時候吃呢？一般建議每餐飯前吃。

水果體積大、熱量低，容易產生飽腹感，所以應該飯前吃。通俗地說，先用低熱量的東西把肚子填滿，再吃熱量高一些的東西，也就不容易吃多了。

每餐吃東西的順序也該如此：先吃低熱量的東西，再吃高熱量的東西。這樣即使在食慾最旺盛的時候，一餐也不容易攝入特別多的熱量。

蔬菜對減肥有多重要？

我們再簡單說說蔬菜。

首先，蔬菜是一類特別好的減肥食物。通俗地說，絕大多數蔬菜都是體積大而熱量很低的食物，可以填飽肚子又不會讓我們攝入太多熱量，對減肥特別有利。

我一般建議，減肥時蔬菜的攝入量應該提高，多吃蔬菜，提供足夠的食物體積。而且，蔬菜加工要相對清淡，更有助於抑制食慾。

人的食慾是可以培養的，越是吃口感和口味好的東西，食慾一般越強。反過來，食慾就會受到一定程度的抑制。還有些蔬菜比如苦瓜，它的苦味對抑制食慾更有效。

有些蔬菜中的成分也被認為有一定的幫助減肥的作用。當然，這種作用可能相對來說很微弱。

減肥的時候，我一般建議每天的蔬菜攝入量不少於 600 克。覺得餓的話，可以再多吃一些。對於大多數熱量低的蔬菜，其實不需要考慮太多攝入量的問題。

具體到每一種蔬菜的熱量，大家可以參考本章最後的附表。這裡我需要提醒大家，吃蔬菜的時候，要牢牢把握住我們下一節將要講到的口訣，最好是吃口訣裡講到的蔬菜。

　　我們講肉類食物熱量的時候提到過，有些蔬菜熱量其實非常高。熱量高的蔬菜常見於各種不常見的野菜，這類蔬菜我們要警惕。還有，類似於蓮藕、荸薺、菱角之類的食物，人們喜歡將其歸於蔬菜一類，實際上它們能提供大量碳水化合物，完全可以歸到主食類中。我們說多吃的蔬菜不包括這些。

記住水果和蔬菜的熱量

我們先說水果的熱量。

水果的熱量普遍不算高，但是有些水果比較特殊。總的來說，判斷水果熱量的時候，可以用到這句口訣：

「冷5，熱10，瓜25。」

「冷」就是指北方，意思是，北方水果熱量一般是每100克50千卡；「熱」指南方，南方水果熱量一般是每100克100千卡；瓜果熱量最低，一般是每100克25千卡。

舉幾個例子。蘋果，每100克大概是50千卡，是典型的北方水果；香蕉，多數品種每100克90千卡左右，是典型的南方水果；像西瓜、白蘭瓜這些瓜果，每100克一般只有25千卡。

再次強調，這些都是指可以食用的果肉部分的熱量。本書裡講的食物熱量都是針對可食用部分而言的。

大家也要注意，水果的熱量差別比較大，例外的也有不少。比如芒果也是南方水果，但其熱量比蘋果還要低。同樣，鳳梨的熱量也不高。我們的口訣只是幫你記憶食物的大致熱量，具體的

熱量還是要參照每一章後面的附表。

再説蔬菜的熱量，口訣是：

「瓜茄柿子 0.2，豆菜根菜 0.3，葉菜菌藻在中間。」

意思是説，瓜茄類的蔬菜，比如茄子、櫛瓜、冬瓜等，還有番茄，熱量都是每 100 克約 20 千卡；「豆菜根菜」是指豆角、荷蘭豆及各種蘿蔔，熱量大約是每 100 克 30 千卡；葉菜、菌藻類的熱量位於中間，也就是每 100 克 25 千卡左右。注意，此處的這個菌藻類是指新鮮的菌藻類食物，如果是乾的，熱量濃縮，就要高很多了，比如乾木耳的熱量比鮮木耳或者泡發的木耳要高得多。

還有一些其實不是蔬菜的「蔬菜」，比如馬鈴薯，它實際上應該算是薯類，是一種主食；南瓜，一般也被當成蔬菜，其實它可以作為很好的減肥主食；還有蓮藕，它的碳水化合物含量很高，熱量高，同樣也不能作為蔬菜來吃。

素食減肥很好嗎？

說到水果蔬菜，我有必要再說一下素食減肥的問題。

很多人覺得素食能減肥，但又擔心素食減肥不健康。

其實，素食對減肥確實有一定好處。首先，不吃肉，就有不少高熱量的東西我們吃不到了，比如中餐裡很多肥肉加工的菜、西餐裡的漢堡和炸雞等，不吃這些東西，必然導致熱量攝入減少，有助於減肥。其次，肉類加工出來的食物一般味道比較濃重，大部分情況下也比素食好吃，更能刺激食慾。如果不吃肉，飲食口味會單調不少，這樣對減肥也是有好處的。

如果是純素食者，就是連蛋奶類食物都不吃的人，其飲食種類和口味會受到更多限制，很容易不知不覺少吃一些東西。

大家注意，食物的口味豐富程度對人的食慾影響很大。通俗地說，如果我們整天只吃一兩種東西，很容易「吃膩」，食慾也就會降低。一些減肥方法，規定了很多東西不能吃，減少可以吃的東西的種類，也是出於這方面的考慮。

關於素食減肥，我們來看看相關的研究。

比如有一項針對中國人的研究發現，素食者患肥胖症的風險低於雜食者，具體的數字是，素食者肥胖的風險是28.5%，雜食者是34.8% [註3]。另外一篇關於英國人的研究也發現，素食人群裡，胖的人明顯比瘦的人少，尤其是純素食者 [註4]。那素食者一定都不會胖嗎？當然不是，只不過相比雜食者，素食者肥胖的概率會小一些。

另外，純素食者控制體重的效果要比其他，比如蛋奶素食者好。這也印證了我們上面說的，口味對食慾的影響（當然，純素食者控制體重效果更好一些，還有其他一些複雜的原因）。

所以，素食確實有利於減肥，但吃素也不一定不會讓人發胖。道理很簡單。因為能不能減肥主要看攝入多少熱量，而這些熱量是從米飯饅頭裡來的，還是從雞鴨魚肉裡來的，就不是最關鍵的因素了（有區別，但不是核心因素）。簡單地說，哪怕我們每頓飯都吃稀粥饅頭，如果吃得很多，一天的熱量攝入超過了熱量消耗，人還是瘦不下來。反過來說，哪怕整天吃速食，如果熱量攝入控制住了，人照樣能瘦。

另外，素食者不吃肉，雖然說口味容易變得單調，但假如有一手好廚藝，能把素食做得很好吃，照樣可以讓人胃口大開，自然也容易攝入過多熱量。

不吃肉，蛋白質容易攝入不足，飽腹感不足，這是不利於減肥的。

而且，很多素食的熱量並不低，比如有些水果、堅果、豆類、穀物製品等。最典型的高熱量素食就是植物油，植物油是所

有食物裡熱量最高的東西。如果你加工素食，放了很多植物油，哪怕是一盤清炒黃瓜，熱量都可能會很高。

素食減肥有它的優勢，但也有它「不可靠」、沒把握的地方，關鍵看怎麼吃素食。有人可能會說，先不提素食減肥，最起碼素食更健康吧，為了身體健康，吃素總是有好處的。其實也不一定。

我認為，素食違背了最基本的飲食健康原則，就是多樣化膳食原則。素食的飲食種類不全面，單從這點來看，素食並不健康。尤其，很多人的素食還走了極端，比如純素、果素。不管是什麼類型的素食，總有一些種類的食物不能吃，這樣就會造成一部分食物裡的營養我們攝入得少，甚至完全無法攝入。比如半素者，因為完全不吃紅肉，就相對不利於鐵的攝入。有一些研究發現，素食者的確容易鐵攝入不足，貧血風險要高於雜食者 [註5]。

另外，從鈣和骨骼健康的角度來說，素食也相對處於劣勢（當然，這是指純素食，如果喝牛奶的話，情況就好得多）。比如一篇關於中國廣東中山地區的人群研究顯示，素食者骨質疏鬆的發生率是雜食者的 1.51 倍 [註6]。

再說其他營養素。全素的人，因為什麼動物性食物都不吃，除了相對容易出現蛋白質攝入不足，維生素B12也幾乎完全沒有攝入來源。很多人覺得維生素的來源就是水果蔬菜，肉蛋奶裡面含有維生素嗎？當然有。實際上，補充維生素，均衡膳食是基礎，肉蛋奶都不能缺。其實真正主要存在於果蔬裡的維生素並不多。比如，維生素A、維生素D主要在動物性食物裡，素食中是沒有的（此處維生素A指預先形成的維生素A）；再如維生素

B1、煙酸、泛酸這幾種維生素，在動物性食物裡含量也很豐富；生物素和維生素B6的情況也基本類似。

維生素B2的最好來源是動物性食物，就是肉蛋奶。有些綠色蔬菜也能提供維生素B2，雖然不至於不夠，但從資料來看，吃肉蛋奶多的人，維生素B2的攝入量要遠遠高於吃肉蛋奶少的人。

維生素B12就更不用說了，有一定營養學常識的人都知道，維生素B12幾乎完全存在於動物性食物當中，植物性食物幾乎沒有，除非一種蔬菜或水果被細菌污染過，或者一種植物性食物發酵過（但是其生物利用率如何也很難說）。

《素食減肥的優劣》

- 可選食材種類有限，可能減少攝入，有助於減肥
- 口味相對單調，可能降低食慾，有著於減肥
- 蔬菜體積大、熱量低，提供飽腹感，有助於減肥

- 不利於滿足鐵的攝入不利於骨骼健康
- 不利於滿足蛋白質的攝入
- 不利於滿足部份維生素的攝入

動物性食物其實是我們飲食中很重要的、不可缺少的一部分。雖然客觀地講，確實有一些研究認為素食者罹患某些疾病的風險會降低，但也還沒有明確的科學研究能說明素食絕對比雜食好。

而且，說素食更健康的研究多數也是流行病學研究，這類研究只關注相關性，不能說明食物和健康的因果關係。比如素食者可能某些疾病的發病風險較低，但不一定是素食的功勞，可能是這類素食者本身飲食習慣也比較好，健康意識比較強。

目前針對素食的研究還不夠充分，所以現在我們只能認為，最好的飲食仍然是什麼都吃，而不是「缺胳膊短腿」。

一定要強調，雖說素食相對於雜食來說，營養可能並不是那麼全面，但是這不代表吃素就無法保證飲食健康，只不過吃素的人要想營養均衡足量，就要在吃東西的時候特別注意，吃得更精細、更謹慎。

下面我說說，如果想通過素食來減肥，又不想因為營養不均衡導致健康隱患，具體該怎麼吃。

首先說說蛋白質的問題。

剛才說了，不吃肉容易蛋白質營養不良。很多人可能覺得這很對，素食裡沒有蛋白質嘛。其實不是，素食裡當然也有蛋白質，比如每100克饅頭裡有8克左右的蛋白質，每100克米飯裡也有3克左右的蛋白質，燕麥片的蛋白質含量較高，大概每100克有15克蛋白質，大豆的蛋白質含量更高，每100克約有35克。

但是跟肉蛋奶相比，素食裡面的蛋白質品質比較低。什麼叫「品質低」呢？就是說素食裡的蛋白質跟人體的蛋白質長得不太像。這麼說是一種形象的說法。我們需要蛋白質來構建身體，肌肉、皮膚、內臟器官、血液、激素、酶等等都含有大量的蛋白

質。基本上可以這麼說，人就是蛋白質做的。我們需要蛋白質，所以要靠食物來獲取。但是不同食物裡的蛋白質結構都不太一樣。通俗地說，這些蛋白質長得都不太一樣。

跟人體的蛋白質長得越像，這種蛋白質的品質就越高。我們很容易明白，相比於植物，動物跟我們在進化上關係更近。這些動物的肉裡的蛋白質跟人體的蛋白質就更「像」，對我們來說質量就要比植物蛋白質更高，利用率也比植物蛋白質高。

但是，要想僅靠植物就獲得足夠的蛋白質也能做到，不過需要技巧，那就是多種含植物蛋白質的食物搭配著吃。比如，我們單獨吃穀物或者單獨吃豆子，得到的蛋白質都很單一，品質也不高。如果穀物和豆子搭配著吃，那麼穀物裡的蛋白質和豆子裡的蛋白質相互配合，這種混合蛋白質的品質就大大提高了。

所以，素食者應該搭配食用多種素食，比如豆製品配穀物、穀物配堅果、多種穀物混合著吃等等。

說完蛋白質，再說說維生素。

素食者容易缺乏維生素 A，植物裡沒有維生素 A 怎麼辦呢？素食者應該多補充 β - 胡蘿蔔素，因為 β - 胡蘿蔔素可以在人體內轉化成維生素 A。補充 β - 胡蘿蔔素，素食者需要多吃橙黃色的果蔬，比如胡蘿蔔、南瓜、紅心番薯等，另外還可以多吃深綠色蔬菜，比如菠菜、青花菜等。

素食者還容易缺乏維生素 D。雖然說紫外線照射皮膚可以合成維生素 D，但在北方的冬季，紫外線強度較弱，人們不容易依

靠曬太陽獲取足夠的維生素D。所以，在這種情況下，建議全素者適量使用維生素D補充劑來滿足需要。

至於維生素B12，嚴格的素食者很容易缺乏，最好也是吃點補充劑來補充。

最後說說素食者該如何注意礦物質營養。

首先說鈣。不吃肉和乳製品，人很可能不容易攝入足量的鈣，所以素食者應該多吃花椰菜、甘藍這類含鈣高的蔬菜。但在食用前應該先用熱水汆燙一下，去掉裡面的草酸，對鈣吸收大有好處。素食者也應該多吃豆腐，這也是一個相對好的鈣源。實在不行，可以考慮使用鈣補充劑。我個人建議，嚴格的素食者最好每天分兩次補充500毫克鈣。

再說說鋅。富含鋅的食物主要是肉類，而且紅肉比白肉含量更高。研究發現，嚴格的素食者鋅攝入量多數比較低，可能只有正常飲食者的一半。素食者的鋅來源主要是豆製品、全麥食品和堅果。如果這些東西吃得也不多，可以考慮使用鋅補充劑。

最後說說鐵。素食減肥者相對容易缺鐵，尤其是女性，所以應該注意多吃黑木耳、紫菜、芝麻、口蘑(蘑菇)、葡萄乾等，必要的時候也可以吃一些補充劑。吃飯的時候吃一些富含維生素C的食物，可以提高植物鐵的吸收。使用鐵鍋炒菜也能為我們多多少少提供一點鐵。

食物	鐵吸收的特點	提高吸收率的方法
大部分蔬菜	非血紅素鐵，吸收率低	吃蔬菜的時候配100毫克維生素C，或配一個柳丁
深綠色蔬菜	所含的草酸會影響鐵吸收	熱水汆燙10～20秒，去除草酸

　　總之，素食減肥者一定要非常注意飲食的均衡全面，吃東西要精細，必要的時候還可以吃一些補充劑來保證營養素的足量攝入。

《素食者的飲食技巧》

素食者容易蛋白質攝取不足	·建議多種植物蛋白搭配攝入，以提高整體蛋白質質量(提高生物價)
素食者容易缺乏維生素A	·建議適當多吃橙黃色果蔬，如胡蘿蔔、南瓜、紅心番薯等 ·建議適當多吃深綠色蔬菜，如菠菜、青花菜等
素食者容易缺乏維生素D、維生素B12等	·建議考慮適量補充·特定補充劑
素食者容易缺鈣	·建議蔬菜熱水汆燙過後再食用(去掉草酸，有助於鈣吸收) ·適當多吃花椰菜、甘藍、豆腐必要時吃補充劑
素食者容易缺鋅	·素食者的鋅來源主要是豆製品、全麥食品和堅果 ·必要時吃補充劑
素食者容易缺鐵	·建議適量吃黑木耳、紫菜、芝麻、口蘑(蘑菇)、葡萄乾等 ·隨餐服用維生素C可提高鐵的吸收率 ·選擇鐵鍋炒菜可提高鐵的攝取 ·蔬菜用熱水汆燙過後再食用

《常見果蔬類、菌藻類食物熱量表》

水果	可食部分比例%	水分（g）	熱量（kcal）	蛋白質（g）	脂肪（g）	碳水化合物（g）
桂圓	50	81.4	71	1.2	0.1	16.6
荔枝	73	81.9	71	0.9	0.2	16.6
芒果	60	90.6	35	0.6	0.2	8.3
木瓜	86	92.2	29	0.4	0.1	7
楊梅	82	92	30	0.8	0.2	6.7
椰子	33	51.8	241	4	12.1	31.3
火龍果	69	84.8	55	1.1	0.2	13.3
榴槤	37	64.5	150	2.6	3.3	28.3
山竹	25	81.2	72	0.4	0.2	18
香蕉	59	75.8	93	1.4	0.2	22
香蕉（紅皮）	70	77.1	86	1.1	0.2	20.8
甜瓜	78	92.9	26	0.4	0.1	6.2
哈密瓜	71	91	34	0.5	0.1	7.9
白金瓜	70	93	25	0.4	0	6.2
西瓜（代表值）	59	92.3	31	0.4	0.3	6.8

蔬菜類及菌藻類食物	可食部分比例%	水分（g）	熱量（kcal）	蛋白質（g）	脂肪（g）	碳水化合物（g）
白蘿蔔（長）	95	94.6	16	0.7	0.1	4
白蘿蔔（圓）	94	94.8	16	0.7	0.2	3.6
紅心蘿蔔	94	88	41	1.2	0	9.8
水蘿蔔	93	92.9	22	0.8	0	5.5
小水蘿蔔	66	93.9	21	1.1	0.2	4.2
青蘿蔔	95	91	29	1.2	0.2	6.9

蔬菜類及菌藻類食物	可食部分比例%	水分（g）	熱量（kcal）	蛋白質（g）	脂肪（g）	碳水化合物（g）
胡蘿蔔（黃）	97	87.4	46	1.4	0.2	10.2
胡蘿蔔（紅）	96	89.2	39	1	0.2	8.8
甜菜根	90	74.8	87	1	0.1	23.5
豆角	96	90	34	2.5	0.2	6.7
荷蘭豆	88	91.9	30	2.5	0.3	4.9
毛豆	53	69.6	131	13.1	5	10.5
四季豆	96	91.3	31	2	0.4	5.7
黃豆芽	100	88.8	47	4.5	1.6	4.5
綠豆芽	100	95.3	16	1.7	0.1	2.6
茄子	93	93.4	23	1.1	0.2	4.9
茄子（圓）	95	91.2	32	1.6	0.2	6.7
番茄	97	95.2	15	0.9	0.2	3.3
櫻桃番茄	98	92.5	25	1	0.2	5.8
辣椒（小紅尖）	89	76.4	62	4.1	0.4	17.7
辣椒（小紅尖，乾）	88	10.2	298	15.4	12	57.4
辣椒（青尖）	91	93.4	22	0.8	0.3	5.2
甜椒（燈籠椒）	82	94.6	18	1	0.2	3.8
彩椒	83	91.5	26	1.3	0.2	6.4
秋葵	98	91.2	25	1.8	0.2	6.4
黃瓜	92	95.8	16	0.8	0.2	2.9
苦瓜	81	93.4	22	1	0.1	4.9
蛇瓜	89	94.1	18	1.5	0.1	3.9
櫛瓜	73	94.9	19	0.8	0.2	3.8
冬瓜	80	96.9	10	0.3	0.2	2.4
絲瓜	83	94.1	20	1.3	0.2	4

蔬菜類及 菌藻類食物	可食部分 比例%	水分 （g）	熱量 （kcal）	蛋白質 （g）	脂肪 （g）	碳水 化合物（g）
大蔥	82	91.8	28	1.6	0.3	5.8
小蔥	73	92.7	27	1.6	0.4	4.9
洋蔥	90	89.2	40	1.1	0.2	9
大蒜	85	66.6	128	4.5	0.2	27.6
黃薑	95	87	46	1.3	0.6	10.3
嫩薑	82	94.5	21	0.7	0.6	3.7
洋薑	100	80.8	64	2.4	0	15.8
韭菜	90	92	25	2.4	0.4	4.5
大白菜	89	94.4	20	1.6	0.2	3.4
油菜	96	95.6	14	1.3	0.5	2
小白菜（青菜）	94	94.8	14	1.4	0.3	2.4
小白菜苗	100	93.5	19	2.7	0.2	2.6
娃娃菜	97	95	13	1.9	0.2	2.4
捲心菜	86	93.2	24	1.5	0.2	4.6
芥菜（大葉）	71	94.6	16	1.8	0.4	2
芥菜（小葉）	88	92.6	26	2.5	0.4	3.6
結球甘藍（綠）	86	94.5	17	0.9	0.2	4
結球甘藍（紫）	86	91.8	25	1.2	0.2	6.2
抱子甘藍	87	86.7	36	3.5	0.2	8.8
羽衣甘藍	100	87.2	69	5	0.4	5.7
芥藍	98	91	24	3.1	0.3	4.1
花椰菜	82	93.2	20	1.7	0.2	4.2
青花菜	83	91.6	27	3.5	0.6	3.7
菠菜	89	91.2	28	2.6	0.3	4.5
胡蘿蔔纓	100	82.2	48	1.7	0.4	11.3
芹菜莖	67	93.1	22	1.2	0.2	4.5

蔬菜類及 菌藻類食物	可食部分 比例%	水分 （g）	熱量 （kcal）	蛋白質 （g）	脂肪 （g）	碳水 化合物（g）
芹菜葉	100	89.4	35	2.6	0.6	5.9
西芹	85	93.6	17	0.6	0.1	4.8
甜菜葉	100	92.2	22	1.8	0.1	4
香菜	81	90.5	33	1.8	0.4	6.2
莧菜（綠）	74	90.2	30	2.8	0.3	5
茼蒿	82	93	24	1.9	0.3	3.9
薺菜	88	90.6	31	2.9	0.4	4.7
萵筍	62	95.5	15	1	0.1	2.8
生菜 （葉用萵苣）	94	96.7	12	1.6	0.4	1.1
篏麥菜	81	95.9	12	1.1	0.4	2.1
竹筍（鮮）	63	92.8	23	2.6	0.2	3.6
春筍	66	91.4	25	2.4	0.1	5.1
冬筍	39	88.1	42	4.1	0.1	6.5
筍乾	100	78	66	2.6	0.4	18.6
百合（鮮）	82	56.7	166	3.2	0.1	38.8
蘆筍（綠）	90	93.3	19	2.6	0.1	3.3
茭白	74	92.2	26	1.2	0.2	5.9
藕	88	86.4	47	1.2	0.2	11.5
草菇	100	92.3	27	2.7	0.2	4.3
黃蘑（乾）	89	39.3	203	16.4	1.5	40.1
黃蘑（水發）	89	90.1	30	4.3	0.4	4.8
金針菇	100	90.2	32	2.4	0.4	6
白蘑菇	100	91.4	29	3.5	0.4	3.8
鮮蘑	99	92.4	24	2.7	0.1	4.1
青蘑	93	92.5	24	1.9	0.3	4.6

蔬菜類及 菌藻類食物	可食部分 比例％	水分 （g）	熱量 （kcal）	蛋白質 （g）	脂肪 （g）	碳水 化合物（g）
木耳（乾）	100	15.5	265	12.1	1.5	65.6
木耳（水發）	100	91.8	27	1.5	0.2	6
香菇（乾）	95	12.3	274	20	1.2	61.7
香菇（鮮）	100	91.7	26	2.2	0.3	5.2
銀耳（乾）	96	14.6	261	10	1.4	67.3
榛蘑（水發）	77	85.6	53	2.8	1.1	9.4
茶樹菇（乾）	100	12.2	309	23.1	2.6	56.1
杏鮑菇	100	89.6	35	1.3	0.1	8.3
松茸（乾）	100	10.6	273	12.5	3	66.5
海帶（鮮）	100	94.4	13	1.2	0.1	2.1
裙帶菜（乾）	100	9.2	219	25	1.7	41.5
紫菜（乾）	100	12.7	250	26.7	1.1	44.1

參考文獻：

[1] Schroder KE. Effects of fruit consumption on body mass index and weightloss in a sample of overweight and obese dieters enrolled in aw eight-loss intervention trial. Nutrition. 2010, 26(7-8): 727-734.

[2] Vergnaud AC, Norat T, Romaguera D, et al. Fruit and vegetable consumption and prospective weight change in participants of the European prospective Investigation into Cancer and Nutrition-Physical Activity, Nutrition, Alcohol, Cessation of Smoking, Eating Outo f Home, and Obesity study. Am J Clin Nutr. 2012, 95(1): 184-193.

[3] 張雷，崔紅月，劉愛萍等。北京市城鄉結合部居民心血管疾病危險因素及其與飲食習慣和體力活動的關係。中國慢性病預防與控制，2009，(5)：447-450。

[4] Spencer EA, Appleby PN, Davey GK, et al. Diet and body ma sisndex in 3800 EPIC-Oxford meat-eaters, fish-eaters, vegetarians and vegans. Int J Obes Relat Metab Disord, 2003, 27(6): 728-734.

[5] Kim MH, Bae YJ. Postmenopausal vegetarians low serum ferritin level may reduce the risk for metabolic syndrome. Biol Trace Elem Res, 2012, 149(1): 34-41.

[6] 伍中慶，吳宇峰，胡柏均等。廣東中山地區1263名中老年人原發性骨質疏鬆症患病率及相關因素的調查。新中醫，2013，45(10)：51-53。

認識其他食物的「減肥屬性」

　　給大家講個吃零食變胖和減肥的故事。

　　我有個學生是名健美愛好者，今年參加了一個省級比賽，還拿了名次。別人想不到，他減脂增肌之前，體重曾達到過114公斤。那個時候，胖不是讓他最苦惱的事，最讓他苦惱的是他找不到胖的原因。

　　他剛找到我減肥的時候，一見我就訴苦，說覺得自己已經吃得很少了，可就是一天天見胖。他有個小本記錄他的飲食，我看了看，一天三頓的飲食很健康，量也很少。比如晚上，他一般只吃一根玉米、一點涼菜和一些水果。我粗略估算一下，每天他的熱量攝入不超過2000千卡。相對於他的體重和活動量來說，這點熱量根本不可能讓他變胖。我肯定，這其中不會有什麼奇怪的原因，還是他吃多了。所以我追問他除了一日三餐，還吃了什麼，只要是進嘴的東西就算。「真相」終於被問出來了。

原來，他有吃零食的習慣，一天到晚零食不斷。但是他覺得，零食不能算飯，所以就沒記錄在小本裡。他都吃些什麼零食呢？倒不是什麼甜食，他愛吃的零食主要是各種肉乾，還有堅果和豆干。尤其是豆干，他覺得豆腐是很健康的食物，那豆干也肯定沒問題，於是敞開了吃。

他可不知道，豆干的熱量其實非常大，大到什麼程度？我告訴他，比白糖的熱量還高！他嚇了一跳。

我問起他愛吃零食的原因，他說如果不時常吃點東西就覺得難受，甚至心慌，情緒不穩定。看來一時半會兒，讓他把零食戒掉是不可能了。我只好給他安排了一些特殊的零食，比如薯干、優酪乳、零熱量的飲料和大量水果。我跟他說，這些東西要等到實在「難受」的時候再吃一點，而且要用技巧去吃，也就是本書第二章中介紹的5條飲食行為干預方法。

我的設計思路是，一下子讓他戒掉零食不現實，那麼在初期，先用低熱量零食代替高熱量零食，還要讓他吃一點。然後，逐漸延長他兩次零食進食的時間，慢慢地降低他對零食的依賴程度。而且，飲食行為干預方法也能快速給他飽腹感，這樣他的零食就會越吃越少。

當然，在一日三餐飲食的設計上，我也下了很大功夫，重點放在提供持續飽腹感上。

最終效果很不錯。他在減肥的第17周時，已經減掉了21公斤體重，而且完全戒掉了零食癮。減肥大約半年的時候，他開始做增肌訓練，逐漸地，他從一個胖子走上了業餘健美之路。

　　故事聽起來好像很輕鬆容易，但實際上，他在這個過程中付出了巨大的努力。任何減肥，都不會是一個輕鬆愉快的過程。我只是想用他的例子告訴大家，找到肥胖的原因、制訂相應的合理方案，對減肥的成功至關重要。

　　諸如吃零食這樣的細節，有的時候就能決定一個人的胖瘦。零食吃得合理，甚至可能對減肥起到好的作用。

減肥該怎麼吃堅果和種子？

這一章我們聊聊一些特殊食物與減肥的關係，看看應該如何利用這些食物幫我們減肥。

先看堅果和種子。

我們平時吃的杏仁、腰果、榛子、核桃、松子、夏威夷果、開心果等等，都算是堅果；種子類一般就是指花生、葵花子、南瓜子、芝麻等這些東西。堅果和種子最大的特點就是脂肪含量很高，因為它們大部分都被用來榨油。

脂肪含量高，熱量就很高。堅果和種子是典型的高熱量食物。既然是高熱量食物，就決定了我們在減肥的時候一定不能多吃，適量吃一點即可。所以，對於堅果和種子，減肥人群的第一個「規則」就是：少吃，適量吃。

有人可能覺得，既然這些東西熱量高，那就乾脆別吃了吧。其實倒也沒必要。因為堅果和種子的營養價值非常高，從均衡飲食的角度來考慮，建議還是吃一點，限制攝入量就可以了。

既然這些東西都是高脂肪食物，那就先講講裡面的脂肪。

堅果和種子的脂肪含量一般都在40%以上，有的還要更高。當然，一定會有人說，堅果和種子裡的脂肪是「健康脂肪」，吃了沒事兒。這不對。我在《這樣減肥不反彈》裡面講過，就算是「好脂肪」，照樣能使人變胖。

堅果和種子裡的脂肪確實相對「不壞」，但是，它們除了有不飽和脂肪，仍有一部分脂肪是飽和脂肪。

說到這兒，我順便講一下脂肪的種類。

很多人對飽和脂肪和不飽和脂肪的認識有偏差。他們覺得，動物脂肪都是飽和脂肪，植物脂肪都是不飽和脂肪，這當然不對。

實際上，幾乎所有的脂肪裡都既有飽和脂肪酸，也有不飽和脂肪酸。也就是說，所有的脂肪都是飽和、不飽和混合脂肪。只不過，動物脂肪裡往往飽和脂肪比例比較高，而大多數植物脂肪裡不飽和脂肪比例比較高，只是比例上的差別。

而且，有個別植物脂肪，比如椰子油、棕櫚油，其飽和脂肪比例比常見的動物脂肪還高，飽和程度也遠超過動物脂肪。

下面這張圖是不同膳食脂類的脂肪酸構成。我們可以看到，豬油、牛油、雞油的飽和程度並不是很高，裡面有很多都是不飽和脂肪酸。飽和程度最高的反而是椰子油。

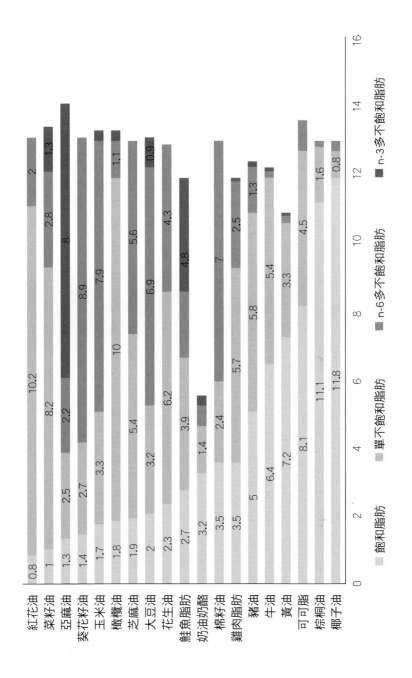

	飽和脂肪	單不飽和脂肪	n-6多不飽和脂肪	n-3多不飽和脂肪
紅花油	0.8	10.2	2	
菜籽油	1	8.2	2.8	1.3
亞麻油	1.3	2.5	2.2	8
葵花籽油	1.4	2.7	8.9	
玉米油	1.7	3.3	7.9	
橄欖油	1.8	10		1.1
芝麻油	1.9	5.4	5.6	
大豆油	2	3.2	6.9	0.9
花生油	2.3	6.2	4.3	
鮭魚脂肪	2.7	3.9		4.8
奶油奶酪	3.2	1.4		
棉籽油	3.5	2.4	7	
雞肉脂肪	3.5	5.7	2.5	
豬油	5	5.8	1.3	
牛油	6.4	5.4		
黃油	7.2	3.3		
可可脂	8.1	4.5		
棕桐油	11.1	1.6		
椰子油	11.8	0.8		

脂肪的飽和程度越高，這種脂肪熔點就越高，常溫下常常是固體。而大多數植物油飽和程度低，所以常溫下一般都是液體。但如果把植物油放入冰箱冷藏，有些就會出現固體沉澱，這部分沉澱就是植物油裡的飽和脂肪遇冷「凝固」形成的。

所以，堅果和種子裡面也有飽和脂肪，只不過不飽和脂肪比例相對較大。還是那句話，即便是「健康脂肪」，仍然不健康，仍然會讓人發胖。

大眾往往認為「好東西」就可以無限制地吃，越多越好。其實，在食物營養方面，這種觀點是錯誤的。對於營養來說，原則是：吃夠就行，多了沒用，甚至有害。再好的營養，吃多了也會出問題，比如我們認為很好的n-3系列多不飽和脂肪酸，如果吃多了，照樣會對身體有負面的影響。

我們再來看看膳食纖維方面。堅果和種子裡的膳食纖維含量很豐富，能達到10%以上。一般來說，約28克堅果就可以提供給我們每日膳食纖維需要量的5% ～ 10%了。

最後，堅果和種子裡的葉酸、維生素E、鈣、鎂、鉀等含量也比較豐富，還有一定量的植物固醇。當然，堅果和種子裡的蛋白質含量也較高，但是因為這些東西我們每天吃的量很有限，所以它們在蛋白質方面的優勢不大。

再具體看看堅果和種子與健康的關係。綜合一些研究來看，每天適量吃一些堅果和種子，或降低心血管疾病發病風險，改善血脂異常，或降低全因死亡的發病風險，或降低女性直腸結腸癌的發病風險 [註1，註2，註3，註4]。

總之，堅果和種子對健康還是有不少好處的。我們適量吃而不多吃，既不會變胖，又攝入了有益健康的營養素，這是最理想的情況。

　　那麼，減肥人群具體應該怎麼吃堅果和種子呢？每天混合堅果和種子大約20克就夠了，沒多少，個大的堅果也就幾顆。不要覺得這個量太少，這類東西我們本身的需要量就不高。《中國居民膳食指南（2016）》建議的更少，平均每天大概10克，大一點的核桃仁也就是1～2個。

　　種類方面，建議儘量多樣化。比較推薦的是核桃、松子、南瓜子、葵花子。

《堅果和種子與健康減肥的關係》

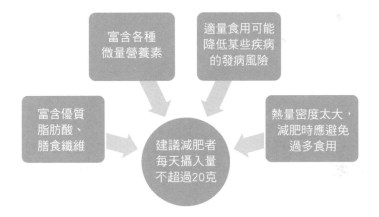

隱形熱量——豆類

再說說豆類與減肥的關係。

很多人認為豆類是一種很健康的食物，一定也適合減肥，其實不是絕對的。簡單地說，有不少豆類食物的熱量對減肥者來說比較高，而且還不易被察覺，所以我把這類熱量叫作「隱形熱量」。

豆類食物的代表就是黃豆，或者叫大豆，也是我們這一節主要講的東西。大豆和大豆製品，比如板豆腐、豆干、豆腐皮、腐竹，熱量其實都不低。原因很簡單，因為大豆的脂肪含量很高。別忘了，大豆本身就能榨油。

大豆的脂肪含量是每100克約16克（有的品種更高一些。同樣高脂肪的豆類還有黑豆），在天然食物裡算是比較高的了。因為脂肪含量高，所以熱量也很高。用大豆製作的豆類食品，往往熱量也低不了。比如板豆腐，熱量是每100克約116千卡，跟米飯一樣；豆腐皮的熱量更達到了每100克447千卡，比不少甜點熱量都高！還有一些豆製品的熱量不好衡量，比如豆漿，它的熱量主要看濃度，也就是說看你放多少豆子、多少水。當然，如果豆漿裡加了糖，那麼熱量的情況就更複雜了。所以，不能說豆漿的熱量一定是多少，我們在書裡給的豆漿熱量也是一個均值。

需要注意，除了大豆之外，綠豆、紅豆、花豆、豌豆、小豆、四季豆等豆類，它們的脂肪含量就都比較低了，吃這些豆類的時候可以放心一些。

　　另外，說大豆和大豆製品熱量高，不是很適合減肥的時候吃，絕不是說這類東西不健康，是壞東西。食物與減肥的關係不完全等同於它與健康的關係。健康食物，只是從它整體上來說，對人的健康有好處，不代表不會讓人發胖；容易讓人發胖的食物，也不代表就對身體完全沒好處。

　　接下來，我們簡單說說豆類與健康的關係。

　　從營養的角度講，大豆及其製品最明顯的特點就是蛋白質含量高，而且相對品質也還算不錯。大豆的蛋白質一般能達到每100克35～40克，算是含量非常高了。就算是把大豆做成豆腐，蛋白質的含量也一般在每100克10克左右，在植物性食物裡也不算低。大豆蛋白質的生物價還不錯，雖然還遠不如肉蛋奶，但是在植物性食物裡面就算比較理想了。大家還記得什麼叫生物價吧？一種蛋白質生物價高，就意味著這種蛋白質進入人體能被吸收利用的比例大。

　　植物蛋白質，生物價一般都不很理想，所以最好的方法是多種植物蛋白質搭配攝入，讓裡面的氨基酸能夠互補。大豆蛋白質裡面的賴氨酸比較多，蛋氨酸比較少，最適合跟穀物一起吃。比如米飯配豆腐，或者做雜米雜豆飯，都是很理想的植物性食物搭配。

　　另外，大豆裡面的鈣、鐵、維生素B1、維生素B2、維生素E的含量也都比較豐富。除了營養素，大豆及其製品裡還有不少其他有益健康的物質，比如我們熟悉的大豆異黃酮。大豆異黃酮，

有人說是雌激素，這不對。大豆異黃酮是一種黃酮類物質，它的「樣子」（化學結構）跟雌激素差不多，所以在人體中有類似雌激素的作用，但相比真的雌激素，作用要低得多。

所以大豆異黃酮被叫作「植物雌激素」。雖然是「假雌激素」，但它在人體裡也能發揮微弱的雌激素樣作用，所以如果女性因雌激素不足引起更年期綜合症，以及跟雌激素相關的骨質疏鬆，攝入一些大豆異黃酮，一般會有點好處 [註5]。

有一些研究也認為，經常適量吃一些大豆及其製品，可以降低女性乳腺癌的發病風險 [註6，註7]，一般認為這也是大豆異黃酮的作用。

大豆及其製品還有一定的降血脂、降血壓和降低胃癌發病率的作用 [註8，註9，註10]。

所以，以大豆及其製品為主的豆類確實算是一類健康食品。只不過，涉及減肥，情況就變得複雜了一些，因為畢竟減肥還是要看食物的熱量。

我建議，減肥者吃豆類食物的時候可以吃以下幾種：

• 大豆蛋白粉。脂肪一般都被分離出去了，可以適量吃，用來補充蛋白質。

• 嫩豆腐、絹豆腐、豆花。這些東西的熱量都比板豆腐要低很多，可以適量吃。

• 自己用定量大豆打的豆漿。豆漿的熱量不好衡量，就是因為我們不知道裡面用了多少豆子，所以自己用一定量的豆子打豆漿，也不額外添加糖，熱量就得到了控制。

當然，我們提到的如紅豆、綠豆、花豆等低脂肪豆類，減肥時也都可以作為主食來搭配著吃一點。

《大豆及其製品與健康減肥的關係》

- 富含多種微量營養素
- 含大豆異黃酮，有利於女性健康
- 適量食用，可降低某些疾病的發病風險
- 富含比較優質的蛋白質

- 熱量較高，對減肥不利。建議適量食用或選擇低脂肪的大豆蛋白粉
- 某些大豆製品脂肪含量非常高，對減肥不利。推薦選擇脂肪含量相對低的豆製品，如嫩豆腐、絹豆腐、豆花、自製無糖豆漿等。

什麼食物的熱量最高？

考你一個問題，熱量最高的食物是什麼？

在沒讀我的書之前，你可能會回答漢堡、薯條、紅燒肉。都不對，熱量最高的食物是植物油。因為脂肪的熱量是9千卡/克，這是食物營養物質裡熱量最高的。而任何我們知道的高熱量食物，並非100%全是脂肪，哪怕是肥豬肉，裡面還有一些水分和其他非脂肪物質。而植物油裡面的水分含量極低，也沒有其他東西，基本可以認為就是純脂肪。所以，植物油是所有食物裡熱量最高的東西，已經高「到頭」了。當然，如果把動物脂肪煉成油，那也沒什麼水分，熱量跟植物油差不多。

不同的植物油，熱量差別都不大。

植物油	可食部分比例%	水分（g）	熱量（kcal）	蛋白質（g）	脂肪（g）	碳水化合物（g）
菜籽油	100	0.1	899	0	99.9	0
豆油	100	0.1	899	0	99.9	0
胡麻油	100	0	900	0	100.0	0
花生油	100	0.1	899	0	99.9	0
葵花子油	100	0.1	899	0	99.9	0

植物油	可食部分比例%	水分（g）	熱量（kcal）	蛋白質（g）	脂肪（g）	碳水化合物（g）
辣椒油	100	0	900	0	100.0	0
沙拉油	100	0.2	898	0	99.9	0
椰子油	100	0	899	0	99.9	0
玉米油	100	0.2	895	0	99.2	0.5
芝麻油	100	0.1	898	0	99.7	0.2
棕櫚油	100	0	900	0	100	0
橄欖油	100	0	899	0	99.9	0

所以，我們減肥的時候最需要警惕的，就是油。

中餐裡的油往往比較多，還有很多食物裡面的油不但多，還不容易吃出來。比如有些餅、點心，脂肪含量能達到30%左右，吃100克，相當於喝了30克油。只不過油混在面裡，我們一點也感覺不到膩。還有些中餐用很多油炒菜，我們吃的時候也會把油帶進去，一口一口加起來跟喝油差不多了。油炸食品更不用說，本來沒什麼脂肪的食物油炸後脂肪含量可能變得很高。

最後，我還是要不厭其煩地再次強調，即便是所謂的健康油，比如橄欖油等，吃多了也會讓人發胖，所以不建議多吃。

其他食物的熱量口訣

我來教你識別一些雜類食物的熱量。先看口訣，很簡單。

「油9，堅7，乾豆4，軟豆1。」

「油」就是植物油和肥肉，熱量約每100克900千卡，這是食物熱量的極限了，沒有什麼食物的熱量能夠超過這個數字。我們說了，植物油是熱量最高的食物。肥肉熱量稍低，但也低不了多少。

高熱量食物，基本可以跟高脂肪食物畫等號。雖然說精製糖熱量也高，但就算是白糖，熱量只有植物油的一半都不到。

「堅7」，「堅」指的就是堅果和種子。它們的熱量約每100克700千卡。當然，這是近似值，堅果和種子中熱量較高的一般就是每100克650千卡左右。因為我們平時可能碰到一些加工後的堅果和種子，加工過程會增加熱量，所以我把這類食物的熱量定得稍高一些。

「乾豆」指乾的豆製品，比如腐竹、豆干等，熱量都是每100克約400千卡。剛剛講過，被認為很健康的乾豆製品其實熱量也很高，一定不能吃太多。

「軟豆」就是指豆腐，熱量相對比較低，因為豆腐的含水量要比乾的豆製品高很多。但這也是相對來說的，比如剛才也提到了，板豆腐的熱量大約和米飯差不多，在減肥期間對熱量「精打細算」的時候，板豆腐也算熱量相對不低的食物。嫩豆腐、絹豆腐等熱量要低得多。總的來說，我們可以把豆腐熱量的平均值定為每100克100千卡。

真的有沒熱量的食物嗎？

　　民間一直有傳聞，説有些食物是所謂負能量食物，吃了不但不會胖，還能減肥。因為這些食物很難消化，而且本身熱量又低，消化它們需要的熱量比食物本身提供的熱量還高。所以，這些東西我們吃得越多，消耗的熱量就越大，越利於減肥。

　　實際上，並不存在真正的負能量食物。但是，確實存在一些熱量極低的食物。所以在減肥的時候，這類東西可以適當多吃一點。

　　熱量極低的食物，首選魔芋。魔芋也就是我們常説的蒟蒻，它本身可被人體利用的熱量很小，而且魔芋裡有一種叫魔芋葡甘聚糖的東西，被認為有幫助減肥的作用。同時，魔芋也容易使人產生飽腹感。

　　我們平時能買到的蒟蒻產品，主要是蒟蒻絲、蒟蒻塊等，這些東西因為加工方式不一樣，熱量也不盡統一，但總的來說，熱量都非常非常低，常常100克只有約10千卡的熱量，真的能提供給我們「幾乎不含熱量的飽腹感」。

還有些蔬菜和菌藻類食物的熱量也非常低，比如海帶，每100克鮮海帶的熱量約10千卡，冬瓜、萵苣菜的熱量也大致這麼多。

最後再簡單說說咖啡和茶水。

我們自己沖泡的茶水是不含熱量的，和白水沒什麼區別。而且有不少研究發現，長期喝茶有助於減肥 [註11，註12]。一般被認為最有利於減肥的茶是綠茶，還有黑茶，比如普洱茶、康磚茶、六堡茶、茯磚茶等。所以，減肥的人，如果能接受茶葉的話，平時應該多喝點綠茶或者黑茶。

咖啡也有助於減肥，主要因為咖啡裡的咖啡因。首先，咖啡因可以提高我們的基礎代謝率，讓我們多消耗一點熱量。另外，咖啡因有興奮、鎮痛的作用，能增加我們的活動量和運動量，同時降低運動時的不舒服感（比如肌肉酸痛、疼痛的感覺會降低）。這些作用有助於我們減肥。除此之外，咖啡因還有一定抑制食慾的作用。所以，健康者在減肥的時候，可以適量喝一些咖啡，尤其是配合運動，效果可能更好。

但我還是要強調，喝咖啡減肥，還要看喝什麼咖啡。有些咖啡加了很多糖，甚至奶油，那麼喝咖啡時額外攝入的熱量一般都遠遠超過喝咖啡給減肥帶來的好處。所以，喝咖啡減肥，建議喝黑咖啡，或者只加牛奶的咖啡。

《咖啡與減肥的關係》

咖啡因對
抑制食慾
有一定作用

咖啡因可使人
耐受更多運動

咖啡因對提高
基礎代謝率
有一點作用

額外添加糖，
甚至奶油，使
咖啡熱量變高

建議選擇
黑咖啡或只加
牛奶的咖啡

「減肥可樂」真的能減肥嗎？

很多人都知道，喝可樂是容易發胖的。但是前陣子，日本推出了「苦心研究十年」的所謂「史上最健康的可樂」。據稱，這種可樂喝下去不但不會胖，還會讓人越喝越瘦。真的有這麼神嗎？

其實，這種東西是否能減肥，還遠遠不能下定論，需要更多可靠的直接研究證據。所以，目前來看，這只是一個商業噱頭。

這類產品有一個固定的套路，就是在普通食物裡加一點「有益健康」的東西，普通食物搖身一變，就變成功能強大的保健食品了。如此「鍍金」後的食品，「身價」瞬間翻倍。比如有些保健產品，被宣傳能改善睡眠，其實就是往裡面加了一兩百毫克色氨酸。

色氨酸確實可能有助於睡眠。但問題是，首先，色氨酸是不是能解決所有人的睡眠問題呢？肯定不行。這東西是營養物質，不是藥，最多只是有點益處罷了。其次，想要用色氨酸改善睡眠，區區一兩百毫克的劑量簡直就是開玩笑。用買色氨酸飲料的錢買雞蛋、牛奶，獲取的色氨酸要多出不知多少倍。

日本的所謂「減肥可樂」，就是在零熱量的可樂裡加了一些抗性糊精，劑量只有5克。抗性糊精屬於水溶性的膳食纖維，從有限

的實驗（主要是動物實驗）來看，對改善血糖問題、預防不健康的生活方式引起的糖尿病以及降血脂可能都有一定的作用。

但是這不代表加了這種東西的可樂就能減肥，因為有這種功能的保健食品太多了，目前還沒有哪種有明確的減肥作用。

說到這裡，很多人可能想到了零卡可樂。關於零卡可樂是否真的不會讓人發胖，之前網上還有過激烈的爭吵。我們在第四章講過代糖，其實零卡可樂就是用甜味劑提供甜味的飲料，不是完全沒熱量，只不過熱量非常低，可以忽略不計罷了。

從減肥效果的角度講，普通零卡可樂和減肥可樂本身沒多大差別。零卡可樂用得好，對減肥有幫助，減肥可樂也能起到這種作用，但並沒有相比於零卡可樂的額外減肥功效。

減肥時需要喝蛋白粉嗎？

　　減肥的人可能會聽說，減肥時應該喝點蛋白粉。還有另一種說法，說蛋白粉不能喝，不健康。那麼減肥的人到底有沒有必要、能不能喝蛋白粉呢？

　　裝在罐子裡的粉狀的，甚至在藥局也能買到的蛋白粉，的確容易給人一種錯覺，這東西很特殊，像一種藥品。而且，接觸過增肌者的人可能更覺得蛋白粉神秘。據說，喝蛋白粉才能練出肌肉，增肌的人必須喝蛋白粉。甚至還有傳言，蛋白粉裡有激素，喝了肌肉就會瘋長。

　　實際上，這些傳言都是子虛烏有。人們對蛋白粉的恐懼或迷信都毫無必要，蛋白粉只是一種食品而已。

　　你可能以為，你從來沒喝過蛋白粉，其實不一定。很多食物裡都有蛋白粉，從奶粉（甚至嬰兒奶粉）到優酪乳，從甜點到零食，很多加工食物裡都明確加了蛋白粉。

　　我們最常接觸到的蛋白粉，主要是乳清蛋白粉、酪蛋白粉和大豆蛋白粉。前兩種，都是來自牛奶；大豆蛋白粉，來自大豆。比如，牛奶裡的蛋白質，約20%是乳清蛋白，約80%是酪蛋白。把牛奶裡的這兩種蛋白質分離出來，風乾、加工變成粉狀，就是

我們喝的乳清蛋白粉或酪蛋白粉了。

所以，我們喝蛋白粉，在本質上，跟喝牛奶、吃大豆沒有差別。蛋白粉，無非是把這些食物裡的蛋白質分離出來，製作成蛋白質濃度很高的食物而已。

說蛋白粉裡有大量激素，也完全是一種訛傳，只要品質合格的蛋白粉，就不存在這個問題。注意，我強調了「品質合格的蛋白粉」，因為，如果品質不合格，蛋白粉被其他東西污染，那麼情況就複雜了。國外有檢驗數據稱，有些品牌的蛋白粉（當然也包括其他運動補充劑），會受到一些有意或者無意的激素類物質的污染。

有的激素類物質，可能是被故意添加到蛋白粉裡去的，又不明確標示在成份表裡；有的可能是生產線受到了污染（都用一個生產線罐裝），無意中被帶進去的。當然，這些激素類物質多數都是所謂的「激素前體」，或者叫激素原。激素原，大家簡單理解，就是還不是激素但可以變成激素的東西。比如脫氫表雄酮（DHEA）就是一種激素原，它雖然也屬於雄激素的大類，但還不是「正正經經」的雄激素，它在外周組織中可以轉化成雄激素（當然也能變成雌激素）。

DHEA有促進蛋白質合成、促進脂肪分解的作用。這種東西臨床上給中老年人使用，改善一些老年問題。但是用多了，也會產生副作用，如肝損傷、痤瘡及某些與雄激素相關的癌症發病率提高等。有的時候，有些運動蛋白粉的生產廠家會生產或包裝一些激素原類的東西，等蛋白粉上線罐裝的時候，可能就會或多或少混進一些激素原類，造成污染。

需要強調，這種情況是很偶然的。我們只要買到品質有保證的產品，就可以完全放心。

那減肥的時候，到底需不需要喝蛋白粉呢？答案是：因情況而定。

我們知道，減肥期間需要適當增加蛋白質攝入量。如果日常飲食蛋白質攝入不夠，那麼用蛋白粉來補充就是合理的。但是，假如我們日常飲食可以攝入足夠蛋白質，那就沒必要用蛋白粉來補充了。具體說，比如我們出差的時候，往往不方便找到低熱量的瘦肉，也不方便吃到清淡加工的蛋類，那就可以用蛋白粉補足攝入不足的蛋白質，方便且有必要。

因為蛋白粉裡基本上只有蛋白質，脂肪含量很低，所以相對來說熱量也比較低。舉例來說，你想通過蛋白粉攝入20克蛋白質，可能只需要100多千卡的熱量，但如果你想通過豬肉獲得這麼多的蛋白質，那需要的加工好的豬肉熱量很可能就要高出前者一兩倍甚至更多。

有時候，我們要攝入足夠的蛋白質，但又吃不了那麼多肉蛋奶，也可以用蛋白粉做一個補充。要補充20克蛋白質，吃蛋白大概要6～7個，一般人可能很難吃得下。而蛋白粉就簡單了，一兩口的事兒。

所以，蛋白粉該不該喝，就看你日常飲食中蛋白質攝入得夠不夠。

經常有人問我，喝蛋白粉又方便又簡單（甚至比肉蛋奶便宜），我們何必吃肉蛋奶，乾脆都喝蛋白粉好了。

我不建議。

蛋白粉只是蛋白質食物的一種補充，不能用蛋白粉作為蛋白質的主要來源。因為，蛋白粉雖然能提供濃縮的蛋白質，但是因為蛋白粉是分離出來的，裡面基本只有蛋白質，沒有其他營養素。所以僅憑這一點，蛋白粉就比不上肉蛋奶。

為了健康和營養均衡，建議只將蛋白粉作為正常飲食蛋白質攝入的補充，不能長期作為蛋白質的主要來源。

有這樣一種說法，喝蛋白粉必須運動，否則會增加腎臟負擔，蛋白粉會「傷腎」。這完全是胡說八道。

《蛋白粉與健康減肥的關係》

- 相對方便簡單的蛋白質獲取方式，甚至有時比肉蛋奶更經濟划算
- 通常蛋白質質量較高（生物價高）
- 脂肪含量低，對減肥有利

- 除了蛋白質以外，幾乎沒有其他營養素，無法長期代替肉蛋奶

建議：只作為正常飲食蛋白質攝入的補充，不能長期作為蛋白質的主要來源

不管運動與否，人體都需要大量蛋白質，並不是說只有運動時人才需要蛋白質。所以，如果日常飲食蛋白質攝取不夠，就可以補充蛋白粉。還是那句話，補充蛋白粉就如同吃肉蛋奶一樣。

只不過，大量運動的人群，蛋白質需要量更高，往往更需要補充蛋白粉。

接下來，我給大家介紹幾種常見的蛋白粉。

我們平時最常見的蛋白粉是乳清蛋白粉，也就是從牛奶裡分離出來的乳清蛋白的粉狀物。

乳清蛋白粉除了提供蛋白質之外，一般還被認為有一些保健功能，這方面我不花篇幅介紹，只重點說一下乳清蛋白粉的三種常見形式，分別是：濃縮乳清蛋白粉、分離乳清蛋白粉、水解乳清蛋白粉。一般來說，後兩種價格要更昂貴。

最普通的乳清蛋白粉，一般就叫濃縮乳清蛋白粉，蛋白質含量80%左右。這也是市面上最常見的蛋白粉。

分離乳清蛋白粉有點不一樣。分離什麼呢？就是把乳清蛋白粉裡僅有的一點乳糖和脂肪給分離出去了。所以，一般分離乳清蛋白粉純度更高，蛋白質含量在90%左右。

分離乳清蛋白粉最主要的好處就是沒有乳糖，喝這種蛋白粉也就不用擔心乳糖不耐受的問題。如果乳糖消化不良，喝牛奶會拉肚子的話，可以選擇這種蛋白粉試試。

水解乳清蛋白粉，是用蛋白酶，預先分解一些乳清蛋白粉裡

的蛋白質，相當於預先做了點消化的工作。這樣做的好處是，第一，分解後的蛋白質更好吸收一點；第二，很多大分子蛋白質被拆開，那麼乳清蛋白粉裡原來的一些蛋白質過敏原會少一點。有牛奶過敏的人，會更容易耐受水解乳清蛋白粉。

也有人說，水解乳清蛋白粉比濃縮乳清蛋白粉吸收快、效果好，這就有點言過其實了。水解乳清蛋白粉消化吸收確實快一點，但是跟濃縮乳清蛋白粉相比，甚至跟蛋白、雞胸肉相比，還沒有證據能說明在效果上會產生質的差別。

所以，沒有特殊情況的話，最普通的濃縮乳清蛋白粉就足夠用了，完全沒必要買更昂貴的產品。

我再說說酪蛋白粉。

酪蛋白的主要特點就一條，那就是——消化慢。別的方面，它跟乳清蛋白沒什麼太大的區別。綜合一些研究，一般認為酪蛋白更適合在減脂期保持肌肉不丟失。所以，在減肥的時候，想要更好地保持肌肉，可以試試酪蛋白粉。

當然，也可以適當多喝點脫脂牛奶，來攝入更多的酪蛋白，這一點我們講喝牛奶減肥的時候講過。

而大豆蛋白粉，優點是價格便宜，缺點是口味不理想，生物利用率也要比乳類蛋白粉低。

最後提醒大家注意，如果需要蛋白粉，那在購買的時候，不要買成增肌粉，或者增重粉。這類東西就是往蛋白粉裡加了一些糖。糖本身比蛋白粉便宜得多，而且加了糖使蛋白粉中蛋白質的

比例下降，所以買增肌粉其實很不划算。

《不同種類蛋白粉的優劣差異》

蛋白粉種類	優缺點
濃縮乳清蛋白粉	市面上最常見 蛋白質含量 80% 左右 價格相對低
分離乳清蛋白粉	不含乳糖 更適合乳糖不耐症者
水解乳清蛋白粉	加工過程中用蛋白酶進行了處理 分解了一部分蛋白質過敏原 更適合對牛奶過敏者
酪蛋白粉	消化慢 酪蛋白有助於減脂期保持肌肉
大豆蛋白粉	價格低 蛋白質的生物利用率較低

鉻補充劑能減肥嗎？

說完蛋白粉，我們再說一種常見的跟減肥有關的營養物質，它經常被放在一些減肥補充劑裡賣比較高的價格，這就是鉻。

鉻一般被認為是一種增肌補充劑，還有些補充劑甚至把鉻當成一種類激素來宣傳。因為，通俗地說，鉻跟胰島素有關，一般認為鉻能夠增強胰島素的活性，似乎是一種「胰島素放大劑」。

因此，鉻可能就能通過胰島素來影響碳水化合物、脂肪、蛋白質的代謝。所以有些觀點認為，鉻可以通過增強胰島素的作用，來促進肌肉蛋白質合成，提高肌肉力量。

鉻因為跟胰島素掛鉤，這算是跟激素沾上邊了，所以也有商家宣傳，鉻補充劑也是激素，一聽激素，很多人就興奮，認為屬害得不得了。

鉻也被認為有減肥的「作用」，確實有一些動物或人體實驗發現，補充鉻似乎不但可以讓人增肌，還能減少脂肪。但這些實驗的設計往往不是非常盡如人意。

綜合大量研究來看，目前還沒有足夠的證據能證明補充鉻有增加肌肉量和力量，或者減脂的作用 [註13]，相關的權威機構也

不推薦鉻補充劑的「神奇作用」。

其實，鉻屬於基礎營養，如果我們在食物裡吃夠了鉻，身體不缺，那麼額外補充也沒什麼意義。

我反覆說，基礎營養素，是缺了補充才有用；如果不缺，額外補充一般都是白補充。

其實，營養學界對鉻的研究可以說是起步不久，很多事情還不清楚。比如，我們現在想知道一個人到底缺不缺鉻都比較費勁，因為目前還沒有特別好的指標可以衡量人體鉻的水平。

補充劑形式的鉻主要是三價鉻，有些觀點認為，即便是三價鉻，補充多了還是可能會增加癌症的患病風險，所以鉻補充劑的安全性現在還不好說。即便是對糖尿病人，是否應該使用補充劑形式的鉻，仍然存在爭議 [註14]。

所以我個人的觀點是，不建議大家使用各種形式的鉻補充劑來減肥。

當然，如果你真的缺鉻，那健康和運動能力一般是會受影響的，甚至也可能影響到減肥效果，這時就可以考慮補充鉻了。但是，這種情況一般不會發生，因為除非有非常明顯的飲食限制，吃得特別少，否則人一般不會出現鉻攝入不足的情況。

所以，我們平時注意吃夠含鉻高的食物，不至於引起鉻缺乏就可以了。

想知道食物中有效的鉻含量其實也不容易，很多食物營養資料裡乾脆沒有鉻含量的資料。通常認為，牡蠣、啤酒酵母、葡萄汁、肝臟、馬鈴薯，尤其是青花菜，鉻含量都比較高，減肥人群可以注意多吃。牛肉、蛋類食物裡也有一定含量的鉻。

減肥真的不能吃零食嗎？

減肥時，多數人覺得零食都不能吃了。但實際上，減肥也不見得完全不能吃零食。不建議吃零食，主要的原因是很多人不知道減肥時該如何正確吃零食，而且大多數常見零食，確實也都對減肥很不利。

但是，如果學會了怎麼吃零食，在減肥的過程中吃對零食，那麼吃零食可能反而對減肥有好處。比如在兩餐之間吃點零食，有助於緩解饑餓感，這樣在吃飯的時候就不容易吃很多，能更好地控制食慾。這一節我就說說減肥的時候該怎麼吃零食，怎麼讓我們「吃著零食瘦下來」。

首先，減肥零食該怎麼選擇呢？基本的原則就是：選擇低熱量，還能提高飽腹感的零食，同時適當考慮穩定血糖的因素。

減肥時，選擇零食當然首先看熱量。提高飽腹感，也很容易理解。兩餐之間吃一些提高飽腹感的東西，對正餐時控制飲食非常有幫助。但是為什麼要考慮穩定血糖呢？

之所以要考慮穩定血糖，是因為血糖的高低與饑餓感相關。低血糖的時候，人容易有強烈的饑餓感，產生難以控制的食慾。所以減肥時，血糖的穩定非常重要，我們要盡可能避免出現明顯

低血糖的情況。

　　穩定血糖，一般要做兩件事。一件是儘量不要讓血糖升太快，因為血糖升得快降得也快。血糖劇烈波動，一般對減肥不利；另一件事，是在適當的時候，尤其是在血糖偏低的時候，我們應該適量吃一些升血糖偏快的東西，快速升糖，緩解饑餓感。

　　所以，**選擇減肥零食的三原則就是，低熱量、飽腹感、穩定血糖**。根據這三個原則，下面我就給大家建議一些適合減肥的時候吃的零食。在此之前，我們先說說減肥時不建議吃、要非常警惕的零食有哪些，主要有如下幾大類。

　　第一類：膨化食品，不建議吃。膨化食品是好是壞，其實還存在一些爭議，膨化食品不見得都不適合減肥的時候吃。不過膨化食品中確實有一部分仍然使用油炸膨化技術，這些膨化食品的熱量都比較高，不適合減肥的時候吃。

　　畢竟一般人很難區別膨化食品的加工方法，所以我建議，減肥的時候膨化食品都不要吃比較好。

　　第二類：果乾蜜餞類，不建議吃。果乾蜜餞的原料雖然大多是水果，好像很適合減肥。但是水果做成了果乾蜜餞，水分減少，同樣的體積和重量，熱量更高。更不要說，果乾蜜餞中可能還添加了大量的精製糖。

　　果乾蜜餞的熱量往往都不低，一般來說，常常是米飯的2～3倍，減肥的時候不建議吃這類零食。

第三類：油炸穀物、水果、蔬菜或薯類，不建議吃。這類零食包括薯片、薯條和油炸方式製作的果蔬乾、小麻花、江米條等。這類零食熱量很高，減肥的時候不建議吃。

這裡尤其應該注意，有些果蔬乾雖然是果蔬製品，但是用油炸方式加工的，裡面的脂肪含量非常高，熱量也非常高，減肥人群一定要警惕這些零食。

第四類：糖果類，不建議吃。比如棉花糖、果汁軟糖、棒棒糖等，減肥的時候都不建議吃。

第五類：肉乾類，不建議吃。比如牛肉乾、豬肉脯等，減肥的時候都不要吃。這類零食水分含量低，熱量濃縮集中，稍微多吃就很容易熱量攝入超標。

第六類：烘焙零食，不建議吃。比如各種點心、蛋糕、泡芙、蛋撻等。烘焙食品一般都添加大量脂肪，有的還添加了大量的糖，熱量都非常高。這類零食減肥的時候都不建議吃。

第七類：甜飲料，不建議喝。比如可樂、雪碧、飲料果汁等。想喝飲料，可以喝零度可樂等使用甜味劑的零熱量飲料。飲料果汁不建議喝，但是不添加糖的純果汁可以適量喝些。

以上這七類零食，減肥的時候都不建議吃。另外，去超市買零食的時候，我建議大家養成看包裝上營養成分表的習慣，以便對這種零食的營養成分和熱量有所掌握，知道哪種該吃哪種不該吃了。

接下來我教大家怎麼去看食品包裝上的營養成分表。

食品包裝上的營養成分表主要就是告訴消費者，一定分量的這種食品中，主要的營養成分各有多少，熱量有多少。比如，一個標準的營養成分表會告訴你，100克這種食品中，有多少熱量、多少蛋白質、多少脂肪、多少碳水化合物。有的還會標出有多少添加糖、多少鈉等。

零食的營養成分表裡還有一欄叫"NRV%"。很多人以為它表示這種營養素在食品裡所占的比例，其實不是。這個百分比表示這種營養素與每日建議攝入量（或需要量）的比值。減肥的時候，這一欄資料沒什麼意義，不用管它。

我們看下面的示例表。

《某品牌絹豆腐營養成分表》

項 目	每100克	NRV%
能量	220kj	3%
蛋白質	4.5g	8%
脂肪	3.1g	5%
碳水化合物	1.7g	1%
鈉	20mg	1%

那麼減肥人群該如何看營養成分表呢？我們最需要關注的就是這種食品的熱量和脂肪含量。

我們減肥時習慣使用千卡作為熱量單位，而營養成分表裡，有時把食物的熱量寫成能量，單位用千焦。說一種食物熱量是多少千焦，我們往往沒概念。

千焦怎麼換算成千卡呢？ 1千卡=4.184千焦。所以，千焦換算成千卡，我們大致除以4就可以了。比如，某種食品標註的能量是每100克2000千焦，那麼它的大致熱量就是每100克500千卡，是米飯的4倍多。

如果正處於減肥期，一種零食的熱量高於多少就不建議吃了呢？一般來説，一種零食的熱量每100克超過80千卡，我就不建議吃了，除非能精確控制攝入量，吃得特別少。

我們再看脂肪。零食的營養成分表裡基本都會標注每100克中脂肪的含量。比如大多數蛋糕，每100克中脂肪的含量是35克左右。通常一塊小蛋糕差不多就是100克左右，那就等於一塊蛋糕中有三分之一以上都是脂肪，吃一小塊等於喝了幾大勺子油。

我們可能覺得蛋糕並不油膩，那是因為做蛋糕時把脂肪、麵粉、糖混合在了一起，在口感上符合大多數人的偏好。

我建議，一種零食，如果它的脂肪含量超過每100克中含3克，減肥的時候就不要吃了。所以買零食的時候，一定要看準營養成分表，對高脂肪零食務必特別慎重。

另外我提醒大家，有些零食的營養成分表特別「狡猾」，具有欺騙性。

什麼叫具有欺騙性呢？大多數營養成分表都是標註每100克這種零品含有的熱量和營養，而有些零食的包裝上，標註的卻是25克甚至15克這種零品的熱量和營養含量。這樣如果我們不看清楚，就會覺得這種零食脂肪很少，熱量很低，但如果換算成

100克，那熱量可就一點也不低了。

所以我們在看零食包裝上的營養成分表時，一定要留心，如果遇到不足100克的，應該換算一下，才能對這種零食的熱量和營養含量做到心裡有數。

上面說了減肥的時候不建議吃的零食，那應該吃一些什麼零食呢？這些零食該什麼時候吃，吃多少呢？減肥的時候我建議大家吃的零食有如下幾類。

第一類：無油的果蔬乾。前面說了，有些果蔬乾是油炸的，脂肪含量高，熱量高，不能吃。但是有些果蔬乾，是用其他脫水方法製作的，熱量並不高，減肥的時候可以適量吃。

怎麼區分一種果蔬乾是油炸脫水的還是其他方式脫水的呢？我們看營養成分表裡的脂肪含量就可以了，如果脂肪含量是每100克20多克，那毫無疑問是油炸的，就不建議吃。非油炸的脂肪含量都要低得多。

即便是無油的果蔬乾，因為水分很少，所以熱量一般也比較高，我們吃的時候注意不要吃太多。一般來說，進入到慢減肥或者減肥保持期的人，一天的攝入量不建議超過30克，也就是一小包。什麼時候吃比較好呢？一般建議在早餐和中餐之間吃。

這裡我再教大家一個買零食的小竅門。儘量買最小包裝的零食，因為愛吃零食的人知道，一包零食打開後，不吃完往往是不會甘休的，所以買小包裝的零食特別重要。

第二類：**牛奶或低脂肪乳製品**。主要是牛奶、優酪乳，或者其他低脂肪的乳製品。這類零食，一般建議在中餐和晚餐之間吃，或者晚餐後特別餓的時候吃一點。

第三類：**水果、蔬菜**。大多數水果和蔬菜都是減肥時非常好的零食，熱量低還能增強飽腹感。而且在全天任何時候都適合吃。選擇水果時，要注意不可以選擇高熱量的水果。

第四類：**堅果**。堅果適合在早餐與中餐之間吃，但堅果熱量高，所以注意每天的攝入總量控制在 20 克以內。

第五類：**健康粗糧**。這類零食主要是指低脂肪、低糖的粗糧餅乾、煮玉米、紫薯、紅薯等，有助於增強飽腹感。

第六類：**純果汁**。不加糖的純果汁，適合有一點餓的時候適量喝。相比於水果，果汁一般能更快地升高血糖，有助於緩解饑餓感。減肥的時候，最好的果汁就是西瓜汁。

《豆類食物、堅果和種子，以及其他食物熱量表》

豆類食物、堅果和種子	可食部分比例%	水分（g）	熱量（kcal）	蛋白質（g）	脂肪（g）	碳水化合物（g）
黃豆	100	10.2	390	35	16	34.2
黑豆	100	9.9	401	36	15.9	33.6
豆漿粉（平均）	100	1.5	426	19.7	9.4	66.8
板豆腐	100	78.6	116	9.2	8.1	3
嫩豆腐	100	83.6	87	5.7	5.8	3.9
絹豆腐	100	89.2	50	5	1.9	3.3
豆花	100	96.7	15	1.9	0.8	0
豆漿（平均）	100	93.8	31	3	1.6	1.2
豆漿（甜，平均）	100	91.8	34	2.4	0.5	4.9
豆腐絲	100	58.4	203	21.5	10.5	6.2
豆腐絲（乾）	100	7.4	451	57.7	22.8	3.7
豆腐皮	100	9.4	447	51.6	23	12.5
百葉（千張）	100	52	262	24.5	16	5.5
素雞	100	64.3	194	16.5	12.5	4.2
綠豆（乾）	100	12.3	329	21.6	0.8	62
紅小豆（乾）	100	12.6	324	20.2	0.6	63.4
紅豆沙（去皮）	100	37.9	244	4.5	0.1	57.1
紅豆餡	100	33	261	4.5	0.2	61.7
花豆（乾，紅）	100	14.8	328	19.1	1.3	62.7
四季豆（乾）	100	9.8	327	22.4	0.6	63.3
蠶豆（乾）	100	13.2	338	21.6	1	61.5
蠶豆（炸）	100	10.5	447	26.7	20	40.4
豌豆（乾）	100	10.4	334	20.3	1.1	65.8

豆類食物、堅果和種子	可食部分比例%	水分（g）	熱量（kcal）	蛋白質（g）	脂肪（g）	碳水化合物（g）
鷹嘴豆	100	11.3	340	21.2	4.2	60.1
核桃（鮮）	43	49.8	336	12.8	29.9	6.1
核桃（乾）	43	5.2	646	14.9	58.8	19.1
山核桃（乾）	24	2.2	616	18	50.4	26.2
山核桃（熟）	45	2.8	658	8.3	64.5	21.3
栗子（鮮）	80	52	188	4.2	0.7	42.2
栗子（乾）	73	13.4	348	5.3	1.7	78.4
栗子（熟）	78	46.6	214	4.8	1.5	46
松子（熟）	69	3.4	553	12.9	40.4	40.3
杏仁（熟）	100	3.1	625	28	54.4	11.1
腰果（熟）	100	2.1	615	24	50.9	20.4
榛子（炒）	66	2.2	642	12.5	57.3	25.6
開心果（熟）	82	0.8	631	20.6	53	21.9
胡麻子	98	6.9	450	19.1	30.7	39.5
花生（鮮）	53	48.3	313	12	25.4	13
花生（炒）	71	4.1	601	21.7	48	23.8
花生仁（生）	100	6.9	574	24.8	44.3	21.7
花生仁（炒）	100	1.8	589	23.9	44.4	25.7
蓮子（乾）	100	9.5	350	17.2	2	67.2
葵花子（熟）	48	2.7	591	28.5	49	15.1
南瓜子（熟，白）	69	3.2	615	26.6	52.8	12.9
芝麻子（白）	100	5.3	536	18.4	39.6	31.5
芝麻子（黑）	100	5.7	559	19.1	46.1	24

其他食物	熱量 （kcal）	蛋白質 （g）	脂肪 （g）	碳水 化合物（g）
啤酒（6度）	35	—	—	—
葡萄酒（15度）	85	—	—	—
小麥酒（50度）	297	—	—	—
花生牛軋糖	432	4.9	12.3	75.4
棉花糖	321	4.9	0	75.3
奶糖	407	2.5	6.6	84.5
巧克力	589	4.3	40.1	53.4
酥糖	444	6	13.9	75.6
杏乾	333	0.8	0.6	82
蘋果乾	340	0.6	0.1	84.9
山楂條	303	0.6	0.6	74.6
冰棒	47	0.8	0.2	10.5
冰淇淋	127	2.4	5.3	17.3
速食麵	473	9.5	21.1	61.6
麵包（平均值）	313	8.3	5.1	58.6
黃油麵包	331	7.9	8.7	55.6
牛角麵包	378	8.4	14.3	54.6
餅乾（平均值）	435	9	12.7	71.7
曲奇餅	546	6.5	31.6	59.1
蘇打餅乾	408	8.4	7.7	76.2
馬鈴薯片（油炸）	615	4	48.4	41.9
小漢堡（一個）	303	15.6	12.1	31.6
大漢堡（一個）	509	22.8	26.4	43.2
薯條（小份）	219	3	10.7	26.2
薯條（大份）	370	5.1	18.1	44.4

其他食物	熱量（kcal）	蛋白質（g）	脂肪（g）	碳水化合物（g）
炸雞腿（一個）	258	16	15.7	12.7
甜筒冰淇淋（一個）	132	2.8	3.5	22.7
比薩（一塊）	202	9.7	9.5	20
咖啡拿鐵（中杯）	154	10	6	15
卡布奇諾（中杯）	90	6	3.5	9
摩卡（大杯）	360	13	15	44
美式咖啡	8	1	0	1
可樂	43	0	0	10.6
雪碧	46	0	0	11
芬達	46	0	0	11.1
果粒橙	43	0	0	10.3
橙汁（匯源）	39	0.6	0	8.9

参考文献：

[1] Luo C, Zhang Y, Ding Y et al. Nut consumption and risk oyf pte 2 diabetes, cardiovascular disease, and all cause mortality: a systematice rview and meta-analysis. Am J Clin Nutr. 2014, 100(1): 256-269.

[2] Sabate J, Oda K, Ros E. Nut consumption and blood lipid leevls: a pooled analysis of 25 intervention trials. Arch Intern Med. 2010, 1709(): 821-827.

[3] Bao Y, Han J, Hu FB, et al. Association of nut consumptionw ith total and cause-specific mortality. N Engl J Med. 2013, 369(21):2001-2011.

[4] Jenab M, Ferrari P, Slimani N, et al. Association of nut and seed intake with colorectal cancer risk in the European Prospective Invesgtiation into Cancer and Nutrition. Cancer epidemiology, biomarkers & preveniotn: a publication of the American Association for Cancer Research, cosponsored by the American Society of Preventive Oncology. 2004, 13(10):1 595-1603.

[5] Ricci E, Cipriani S, Chiaffarino F, et al. Soy isoflavonesa nd bone mineral density in perimenopausal and postmenopausal Western women: a systematic review and meta-analysis of randomized controlled tirals. J Womens Health(Larchmt). 2010, 19(9): 1609-1617.

[6] Feng Chi, Rong Wu, Yue-Can Zeng, et al. Post-diagnosis soyfo od intake and breast cancer survival: a meta-analysis of cohort studiesA, sian Pac J Cancer Prev. 2013, 14(4): 2407-2412.

[7] Qin LQ, Xu JY, Wang PY, et al. Soyfood intake in the prevetnion of breast cancer risk in women: a meta-analysis of observational epidemiological studies. J Nutr Sci Vitaminol. 2006, 52(6); 428-436.

[8] Bazzano LA, Thompson AM, Tees MT, et al. Non-soy Soybean consumption Lowers cholesterol levels: a meta-analysis of randomized controlled trials. Nutr Metab Cardiovasc Dis. 2011, 21(2): 94-103.

[9] Dong JY, Qin LQ. Does soy isoflavone extract improve bloodp ressure? J Hypertens. 2011, 29(2):400-401.

[10] Ko KP, Park SK, Yang JJ, et al. Intake of soy products and other foods and gastric cancer risk: a prospective study. J Epidemiol. 2013, 23(5): 337-343.

[11] Hursel R, Viechtbauer W, Westerterp-Plantenga MS. The effects of green tea on weight loss and weight maintenance: A meta-analysis. In Jt Obes (Lond). 2009, 33(9): 956-961.

[12] Vernarelli JA, Lambert JD. Tea consumption is inversely associated with weight status and other markers for metabolic syndrome in us audlts. Eur J Nutr. 2013, 52(3): 1039-1048.

[13] Kreider RB AA, Antonio J, Broeder C, Greenwood M, Incledon T, Kalman DS, Kleiner SM, Leutholtz B, Lowery LM, Mendel R, Stout JR, Willoughby DS, Ziegenfuss TN: ISSN Exercise & Sport Nutrition Review: Research & Recommendations. Sports Nutrition Review Journal(1).2004, 1-44.

[14] Kleefstra N, Houweling ST, Jansman FG, Groenier KH, Gans RO, Meyboom-de Jong B, Bakker SJ, Bilo HJ: Chromium treatment has no effect in patients with poorly controlled, insulin-treated type 2 diabetes in an obese Western population: a randomized, double-blind, placebocontrolled trial. Diabetes Care 29: 521-525, 2006.

國家圖書館出版品預行編目（CIP）資料

減肥，我要飽飽地瘦下去/仰望尾迹雲著. -- 初版. -- 臺北市：墨刻出版股份有限公司出版：英
屬蓋曼群島商家庭傳媒股份有限公司城邦分公司發行, 2020.12

面；　公分

ISBN 978-986-289-540-5(平裝)

1. 減重 2. 食譜 3. 健康飲食

411.94　　　　　　　　　　　　　　　　　　　　　　　　109019071

墨刻出版 運動星球　叢書

減肥，我要飽飽地瘦下去

作　　　者	仰望尾迹雲
企 畫 選 書	饒素芬
責 任 編 輯	周詩嫻
圖 書 設 計	袁宜如

社　　　長	饒素芬
事業群總經理	李淑霞
發 行 人	何飛鵬
出 版 公 司	墨刻出版股份有限公司
地　　　址	台北市民生東路 2 段 141 號 9 樓
電　　　話	886-2-25007008
傳　　　真	886-2-25007796
E M A I L	service@sportsplanetmag.com
網　　　址	www.sportsplanetmag.com

發　　　行	英屬蓋曼群島商家庭傳媒股份有限公司城邦分公司
	地址：104 台北市民生東路 2 段 141 號 2 樓
	讀者服務電話：0800-020-299
	讀者服務傳真：02-2517-0999
	讀者服務信箱：csc@cite.com.tw
	劃撥帳號：19833516
	戶名：英屬蓋曼群島商家庭傳媒股份有限公司城邦分公司

香 港 發 行	城邦（香港）出版集團有限公司
	地址：香港灣仔駱克道 193 號東超商業中心 1 樓
	電話：852-2508-6231
	傳真：852-2578-9337
馬 新 發 行	城邦（馬新）出版集團有限公司
	地址：41, Jalan Radin Anum, Bandar Baru Sri Petaling, 57000 Kuala Lumpur, Malaysia
	電話：603-90578822
	傳真：603-90576622

經 銷 商	聯合發行股份有限公司（電話：886-2-29178022）、金世盟實業股份有限公司
製　　　版	漾格科技股份有限公司
印　　　刷	漾格科技股份有限公司
城 邦 書 號	LSP010

I S B N　978-986-289-540-5（平裝）
定價 360 元
2020 年 12 月初版